Karola Muther

A entrevista de aconselhamento de enfermagemno cenário oncológico

Karola Muther

A entrevista de aconselhamento de enfermagemno cenário oncológico

Monografia

Imprint
Any brand names and product names mentioned in this book are subject to trademark, brand or patent protection and are trademarks or registered trademarks of their respective holders. The use of brand names, product names, common names, trade names, product descriptions etc. even without a particular marking in this work is in no way to be construed to mean that such names may be regarded as unrestricted in respect of trademark and brand protection legislation and could thus be used by anyone.

Cover image: www.ingimage.com

This book is a translation from the original published under ISBN 978-3-639-46628-7.

Publisher:
Sciencia Scripts
is a trademark of
Dodo Books Indian Ocean Ltd. and OmniScriptum S.R.L publishing group

120 High Road, East Finchley, London, N2 9ED, United Kingdom
Str. Armeneasca 28/1, office 1, Chisinau MD-2012, Republic of Moldova, Europe
Printed at: see last page
ISBN: 978-620-5-67553-3

Conteúdos

AGRADECIMENTOS

Os meus agradecimentos especiais vão para os meus colegas de trabalho, para a minha família e especialmente para o meu marido Dieter, que me acompanhou e apoiou ao longo dos meus estudos.

Além disso, gostaria de agradecer à gestão do meu serviço de enfermagem e à gestão da divisão, que me deu liberdade suficiente para escrever a minha tese de mestrado.

Gostaria também de agradecer ao meu supervisor, Sr. Jonathan Jancsary, MA, BA, pela sua motivação e apreciação durante a preparação da minha tese de mestrado.

O vosso apoio tem contribuído significativamente para o sucesso do meu estudo.

Karola Muther

BREVE

Antecedentes

A consulta de enfermagem no contexto oncológico num hospital de cuidados primários é entendida como um desafio especial pelo pessoal do serviço superior de cuidados de saúde e enfermagem. Acima de tudo, implica poder dialogar com os pacientes e os seus familiares, que se caracterizam por questões complexas. As enfermeiras no âmbito da oncologia são, portanto, obrigadas a empenhar-se na conversação e comunicação, a fim de desenvolver uma compreensão mais profunda do aconselhamento.

Destino

O objectivo deste estudo é experimentar, identificar e compreender questões básicas que surgem no contexto de uma sessão de aconselhamento de enfermagem no contexto da oncologia, bem como um enfoque nas dificuldades, obstáculos e o inesperado no contexto de uma sessão de aconselhamento.

Metodologia

A metodologia de investigação da teoria fundamentada é seleccionada para o presente trabalho.

Resultados/Conclusão

A comunicação sob a forma de aconselhamento é realizada com um elevado grau de profissionalismo pelo pessoal do serviço superior de cuidados de saúde e enfermagem, mas falta-lhes o conhecimento do seu trabalho interactivo. Isto significa para a empresa que o profissionalismo específico do trabalho interactivo deve ser exigido e, portanto, a educação, formação e aperfeiçoamento no campo da enfermagem deve ser expandida.

Palavras-chave

Cenário oncológico, aconselhamento de enfermagem, competências de aconselhamento, comunicação interactiva

ABSTRACT

Antecedentes

A consulta de enfermagem num ambiente oncológico num centro de cuidados de saúde primários inclui sobretudo a possibilidade de se envolver numa conversa, marcada por questões complexas, com os pacientes e os seus familiares. Por conseguinte, pede-se aos enfermeiros num ambiente oncológico que prestem atenção às técnicas de conversação e comunicação. Como resultado, pode ser desenvolvida uma compreensão mais profunda da consulta de enfermagem.

Objectivo

O objectivo deste estudo é descobrir, identificar e compreender tópicos gerais que surgem no contexto de uma consulta de enfermagem dentro de um contexto oncológico, bem como focar dificuldades, obstáculos e questões inesperadas que possam surgir no contexto de consultas.

Metodologia

Para o presente estudo, foi escolhida a metodologia de investigação "Grounded Theory".

Resultados/conclusão

A comunicação em termos de consulta é fornecida pelos funcionários do "Gehobener Dienst fur Gesundheits- und Krankenpflege" (Serviço Avançado de Saúde e Cuidados de Enfermagem) com um elevado nível de profissionalismo. Existe, contudo, uma falta de consciência do seu trabalho interactivo. Para a empresa, isto implica que a profissionalidade específica do trabalho interactivo deve ser facilitada. Por conseguinte, as formações, formações e formação contínua no sector da enfermagem devem ser expandidas.

Palavras-chave

Cenário oncológico, consulta de enfermagem, competências de consulta, comunicação interactiva.

1 Introdução

O tema do "aconselhamento" está a tornar-se cada vez mais importante nos cuidados profissionais. No entanto, nos cuidados diários de enfermagem, o aconselhamento acompanha frequentemente a acção. O valor do trabalho de enfermagem comunicativo tende a desvanecer-se para o fundo. As enfermeiras têm frequentemente uma consciência pesada quando falam demasiado tempo com os doentes e os seus familiares. As expectativas e experiências anteriores, bem como o estado emocional dos pacientes e dos seus familiares, dificultam a comunicação no contexto oncológico. A procura de capacidades de comunicação nos cuidados oncológicos poderia reduzir a ansiedade durante o processo da doença (cf. Kennedy, 2005).

O autor desta investigação tratou, portanto, da conversa de aconselhamento de doentes oncológicos e seus familiares na perspectiva dos enfermeiros, para que se possa registar que a complexidade das conversas no contexto oncológico consiste não só em conhecimentos profissionais específicos, mas sobretudo em conteúdos psicológicos, sociais e pastorais. Isto, por sua vez, mostra que os enfermeiros no ambiente oncológico são chamados a participar em conversas e, por extensão, aconselhamento.

1.1 Problema

As doenças cancerígenas são doenças sistémicas que requerem um tratamento holístico, multidisciplinar e a longo prazo dos pacientes afectados. Os funcionários do serviço de saúde e de enfermagem sénior devem, portanto, enfrentar novos desafios, porque, por um lado, os doentes com estas doenças requerem cuidados intensivos e apoio e, por outro lado, os parentes mais próximos necessitam de apoio profissional. O cenário especial de um departamento de oncologia coloca grandes exigências ao pessoal do serviço superior de cuidados de saúde e enfermagem. Processos de trabalho complexos, mas também o confronto diário com pacientes gravemente doentes e a sua posição inicial emocional são aspectos que devem ser tidos em conta. A comunicação das medidas de tratamento e cuidados necessários de uma forma compreensível e actualizada é uma parte essencial do seu trabalho (Bachmann-Mettler, 2007: 356).

Nas interacções profissionais com as pessoas, é necessária a consciência do porquê de algo ser dito, que técnica é utilizada, mas também do porquê de algo não ser dito. Requer tempo, prática e reflexão por parte do cuidador. Se bem ou mal feitas, as interacções de conversa podem ser recordadas pelos pacientes e suas famílias, bem como pelas próprias enfermeiras (cf. Radziewicz & Baile, 2001; Virani, Malloy, Ferrell & Kelly, 2008).

As discussões de aconselhamento em cuidados não têm um ambiente de aconselhamento claramente definido e, por conseguinte, o aconselhamento em cuidados diários tem frequentemente lugar durante as actividades de cuidados. Hummel-Gaatz e Doll 2006 definem o aconselhamento da seguinte forma:

"O aconselhamento é um processo relacional entre os prestadores de cuidados ou os seus cuidadores (família e/ou amigos) com o objectivo de os ajudar a lidar com a doença e a crise. Isto é feito apoiando-os na resolução de problemas, apoiando-os na procura de decisões, exigindo, descobrindo e mantendo recursos, apoiando-os no tratamento de circunstâncias de vida alteradas e das consequências resultantes" *(Hummel-Gaatz, Doll 2006: 16).*

A entrevista de aconselhamento oncológico num hospital de cuidados primários em Vorarlberg é vista como um desafio especial pelo pessoal do serviço superior de cuidados de saúde e enfermagem. Acima de tudo, implica ser capaz de se envolver espontaneamente em conversas com pacientes e seus familiares, caracterizadas por questões complexas. Na sua vida profissional quotidiana, no entanto, as enfermeiras são frequentemente sobrecarregadas no seu papel de mediador, pessoa de contacto e confidente, e estão também exaustas, desamparadas e sem saber o que fazer. Especialmente após o médico ter dado más notícias, as enfermeiras são a primeira pessoa de contacto para os pacientes e os seus familiares. Os enfermeiros também descrevem a comunicação com familiares exigentes como estressante e difícil. As actividades de trabalho dos membros do pessoal do serviço superior de cuidados de saúde e enfermagem neste departamento de oncologia num hospital de cuidados básicos em Vorarlberg diferem das outras disciplinas na medida em que há uma necessidade crescente de comunicação e cooperação entre o pessoal de enfermagem, médicos, pacientes e seus familiares. Os enfermeiros em oncologia são, portanto, chamados a empenharem-se na conversa e na comunicação, de modo a que se possa desenvolver como resultado uma compreensão mais profunda do aconselhamento.

O autor desta tese de mestrado quis reflectir sobre os desafios que surgem no departamento de oncologia de um hospital de cuidados primários em Vorarlberg para o pessoal de enfermagem sénior (especificamente na entrevista de aconselhamento em oncologia) e dar sugestões para a sua melhoria.

1.2 Objectivo

O objectivo deste trabalho de investigação é registar a situação actual num hospital de cuidados primários em Vorarlberg, como os membros do pessoal do serviço superior de cuidados de saúde e enfermagem percebem o seu papel como confidentes e mediadores em conversas de aconselhamento oncológico. O estudo visa mostrar os desafios durante uma consulta do ponto de vista do pessoal, para que medidas de apoio possam ser oferecidas no futuro.

Um claro não-objectivo é registar a frequência das tensões e tensões do pessoal do serviço superior de cuidados de saúde e enfermagem no contexto oncológico.

Outro não-objectivo é avaliar as necessidades dos familiares dos doentes com cancro no âmbito da oncologia.

1.3 Pergunta de investigação

A entrevista de aconselhamento oncológico num hospital de cuidados primários em Vorarlberg é vista como um desafio especial pelo pessoal do serviço superior de cuidados de saúde e enfermagem. Acima de tudo, implica ser capaz de se envolver espontaneamente em conversas caracterizadas por questões complexas com os doentes e os seus familiares. Na sua vida profissional quotidiana, no entanto, as enfermeiras são frequentemente sobrecarregadas no seu papel de mediador, pessoa de contacto e confidente, e estão também exaustas, desamparadas e sem saber o que fazer. Neste trabalho de investigação, o autor aborda portanto a seguinte questão central e subquestões concretizadoras:

Como é que os membros do pessoal do serviço superior de cuidados de saúde e enfermagem experimentam a entrevista de aconselhamento de enfermagem com pacientes e seus familiares no ambiente oncológico de um hospital de cuidados primários em Vorarlberg?

- Como é que os enfermeiros se distinguem na entrevista de aconselhamento de enfermagem?

- Que condições-quadro são necessárias para a realização de um aconselhamento profissional de enfermagem?

- Qual é a relação dos enfermeiros com os pacientes e os seus familiares?

- Que papel desempenha a relação médico/enfermeiro?

- Que conhecimentos e experiência anteriores têm os enfermeiros no aconselhamento de enfermagem?

1.4 Metodologia

Para o presente trabalho, é seleccionada a metodologia de investigação da teoria fundamentada. A teoria fundamentada é um conjunto de procedimentos concebidos para levar à descoberta de dados teóricos e utilizados para o objectivo final da construção da teoria com base em dados empíricos (cf. Glaser, Straus, 1967).

A teoria fundamentada é um método de investigação qualitativa com o objectivo de indicar formas sistemáticas de derivar teorias a partir de dados de campo e, assim, exigir estrategicamente a ancoragem da investigação no terreno (cf. Lueger, 2009).

A teoria fundamentada é particularmente adequada para a investigação de fenómenos em que a experiência pessoal é importante. A questão da investigação deve proporcionar a flexibilidade e a liberdade necessárias para investigar um fenómeno em profundidade. Nem todos os conceitos relacionados com o fenómeno em investigação são encontrados e identificados (Strauss, Corbin, 1996: 22).

A pesquisa bibliográfica foi realizada na biblioteca da Universidade de Viena e em bases de dados científicos, sociais e psicológicos para medicina e ciências da saúde EBSCO Cinahl, Evidence Based Medicine with Reviews, Medline e Ovid. Para uma extensa pesquisa bibliográfica, foram utilizadas palavras-chave, termos genéricos e subordinados, termos centrais, sinónimos, critérios de inclusão e exclusão, bem como traduções inglesas utilizando "linguee", a fim de não descurar nenhum termo de pesquisa importante durante a pesquisa bibliográfica. Os operadores booleanos AND e OR foram utilizados para combinar os termos de pesquisa. Foram realizadas mais pesquisas nas revistas e revistas electrónicas Pflege, Padua, EvidenceBased Nursing e Journal of Advanced Nursing.

O estudo consiste em entrevistas narrativas realizadas frente a frente com seis membros do pessoal do serviço de saúde e enfermagem sénior no âmbito da oncologia num hospital de cuidados primários em Vorarlberg. Pede-se às pessoas do teste que informem sobre determinadas situações e sobre a forma como as experimentam. O curso da entrevista deveria ser flexível, a fim de assegurar um fluxo de discurso sem obstáculos.

A avaliação de dados é uma comparação contínua num processo de codificação em três etapas e um processo circular que envolve a ligação da recolha e avaliação de dados. O primeiro passo (codificação aberta) consiste em "quebrar" os dados. Isto significa que os textos são divididos em unidades de análise e os fenómenos descobertos são etiquetados com códigos, agrupados e classificados em categorias superordenadas. O segundo passo (codificação axial) envolve a procura de possíveis ligações empíricas entre as categorias. A terceira etapa (codificação selectiva) consiste em identificar as categorias centrais. A reflexão é um bom critério importante durante todo o processo de investigação e ajuda a abrir a visão, as possibilidades de percepção e de acção para coisas novas e estrangeiras. A auto-reflexão e a reflexão contínua sobre os temas, bem como a própria experiência profissional, são pré-requisitos para lidar com o material de investigação (cf. Breuer et al., 2009: 59f).

O tema desta investigação responde às características e exigências e justifica a aplicação da Grounded Theory. Os dados são tratados numa análise detalhada, intensiva e sistemática que leva ao desenvolvimento de conceitos que caracterizam, interpretam e explicam os fanómenos centrais.

1.5 Estrutura do trabalho

O primeiro capítulo deste trabalho de investigação trata do problema, do objectivo, da questão da investigação e da metodologia de recolha e análise de dados e do procedimento do trabalho. O capítulo dois fornece uma visão geral do estado actual da investigação. Aqui são explicados os conceitos básicos do aconselhamento, especificamente o conceito de aconselhamento nos cuidados, os fundamentos legais no aconselhamento, bem como o processo de aconselhamento nos cuidados e o objectivo do aconselhamento. Seguem-se as noções básicas de competências comunicativas, que descrevem a conversa centrada no cliente de acordo com Carl R. Rogers e a comunicação humana de acordo com Paul Watzlawick em mais detalhe. É também dada uma introdução à comunicação verbal, não verbal e para-verbal. As competências de aconselhamento em enfermagem são o pré-requisito para o aconselhamento profissional. A entrevista de aconselhamento oncológico é descrita com base nas fases de uma doença oncológica, para que se torne claro que tipos diferentes de linguagem e aconselhamento são utilizados. Finalmente, a estrutura e o curso de uma entrevista de aconselhamento oncológico são discutidos.

No capítulo três, segue-se a investigação actual. É escolhida uma abordagem de investigação qualitativa. A questão da investigação relaciona-se com a natureza das experiências e a experiência de lidar com doentes oncológicos e os seus familiares. As experiências devem ser documentadas e analisadas através de um diálogo intensivo com o pessoal sénior de saúde e de enfermagem no âmbito da oncologia. O método de recolha de dados baseia-se em entrevistas abertas com seis membros do pessoal do serviço superior de saúde e enfermagem de um departamento de oncologia de um hospital de cuidados primários em Vorarlberg. O objectivo deste trabalho não é, portanto, determinar, com a ajuda de uma análise quantitativa, com que frequência ocorrem várias tensões nos departamentos de oncologia, mas como os enfermeiros percebem, falam e lidam com estes desafios na entrevista de aconselhamento em oncologia. O quarto capítulo apresenta os resultados das entrevistas. Os dados são analisados utilizando uma teoria fundamentada. No capítulo cinco há uma discussão e comparação da questão da investigação com a teoria. No capítulo seis há um resumo e currículo desta investigação. Finalmente, o capítulo sete descreve as perspectivas e limitações desta investigação.

2 Parte teórica

Na secção seguinte, são definidos conceitos de orientação e termos de orientação. São explicadas a orientação nos cuidados a longo prazo e a base legal. Segue-se uma descrição do processo de aconselhamento e do objectivo do aconselhamento. Para uma compreensão aprofundada da competência comunicativa, a parte teórica inclui as abordagens de Carl R. Rogers e Paul Watzlawick, bem como uma introdução à comunicação verbal, não verbal e paraverbal. Além disso, as competências de aconselhamento do pessoal do serviço superior de cuidados de saúde e enfermagem são discutidas, e o aconselhamento de enfermagem no contexto oncológico hospitalar é tratado. A importância e o papel dos familiares são também considerados com mais detalhe. A estrutura e o processo de uma sessão de aconselhamento oncológico são descritos em pormenor.

Os cancros são doenças sistémicas que requerem um tratamento holístico, multidisciplinar e a longo prazo dos pacientes afectados. Na Região Europeia da OMS, o cancro é a segunda principal causa de morte após as doenças do sistema circulatório. Todos os anos, são diagnosticados 2,5 milhões de novos casos. O cancro é responsável por cerca de um quarto das mortes anuais (STATISTIK AUSTRIA).

Desenvolvimento da prevalência do cancro na Áustria desde 2002:

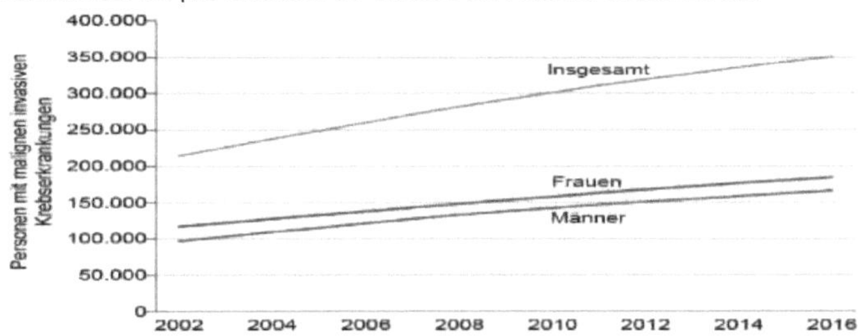

Figura 1: Bundesministerium fur Gesundheit STATISTIK AUSTRIA, Osterreichisches Krebsregister und Todesursachenstatistik (Acesso: 05.05.2019)

O cancro tem um curso imprevisível. Corbin & Strauss descrevem esta curva em doenças crónicas, que estão sempre associadas a uma direcção ascendente e descendente ou constante de movimento. O curso de uma doença crónica não é apenas determinado pela própria doença, mas um papel importante é desempenhado pelos pacientes, os seus familiares e os próprios prestadores de cuidados. Uma doença oncológica difere na sua dinâmica de curso. Uma sequência alternada de crises, fases instáveis e estáveis determina a complexidade das exigências aos prestadores de cuidados durante o curso da doença. Isto, por sua vez, permite uma gestão orientada e abrangente da doença nos cuidados médicos e de enfermagem durante o curso da doença (cf. Schaeffer/Moers 2008: 6-31).

O diagnóstico de cancro desencadeia sentimentos de impotência, raiva e desespero, mas também medo nas pessoas afectadas e nos seus familiares. Para além da carga psicológica do cancro, os doentes e os seus familiares são frequentemente confrontados com cargas financeiras, profissionais e sociais. Os cuidados de enfermagem de pessoas com cancro, bem como o apoio dos seus familiares, requerem elevadas competências a diferentes níveis do pessoal do serviço superior de cuidados de saúde e enfermagem em oncologia. Uma vez que os pacientes oncológicos em particular requerem um elevado nível de aconselhamento e informação, os enfermeiros são responsáveis por fornecer aos pacientes informação adequada, compreensível e actualizada sobre o tratamento e medidas de cuidados necessários (Maiwald/Wecht, 2006: 14).

Nos cuidados oncológicos, a importância da informação e do aconselhamento para os doentes e os seus familiares está a aumentar. A entrevista de aconselhamento oncológico num hospital de cuidados primários em Vorarlberg é vista como um desafio especial pelo pessoal do serviço superior de cuidados de saúde e enfermagem. Acima de tudo, implica poder participar espontaneamente em discussões com questões complexas com os pacientes e os seus familiares. Na sua vida profissional quotidiana, no entanto, os enfermeiros são frequentemente sobrecarregados no seu papel de mediador, pessoa de contacto e confidente, também exaustos, indefesos e desamparados, mas também a falta de auto-reflexão é reconhecível no intercâmbio com os enfermeiros. Especialmente após o médico ter dado más notícias, as enfermeiras são a primeira pessoa de contacto para os pacientes e os seus familiares. Inconscientemente, o aconselhamento é realizado por enfermeiras como parte do seu trabalho diário. Isto normalmente assume a forma de transmissão de informação e orientação em relação a actividades de cuidados práticos. A compreensão profissional do aconselhamento por enfermeiros ainda não está suficientemente desenvolvida. O aconselhamento extensivo por enfermeiros requer perícia, um certo período de tempo para a implementação e competências empáticas no tratamento de pacientes e seus familiares. Com base nesta introdução à teoria do aconselhamento, pode-se ver que os enfermeiros são obrigados a lidar com o aconselhamento de enfermagem no contexto oncológico, a fim de desenvolver uma compreensão profunda da comunicação e do aconselhamento em enfermagem.

A fim de compreender a importância da comunicação e da relação entre doentes, os seus familiares e prestadores de cuidados, é importante olhar para os princípios das teorias dos cuidados. Na secção seguinte, são apresentadas três teorias de enfermagem que desempenham um papel importante no aconselhamento de enfermagem:

• **Teorias orientadas para a interacção**

As teorias interaccionistas centram-se nas atitudes, sentimentos e acções dos pacientes e dos prestadores de cuidados. Meleis descreve características de interacção como validação (Wiedenbach), satisfação das necessidades do paciente (Orlando) e presença (Paterson e Zderad) (cf. Schaefer et al, 1997; Meleis, 1999; citado em Koch-Straube, 2008:16f).

As tarefas dos enfermeiros incluem assim a percepção e o rastreio da situação de doença dos pacientes, a empatia e a humanidade. O empenho pessoal e a participação são outras competências importantes dos enfermeiros na teoria da enfermagem interaccionista. O objectivo é criar uma relação de igualdade entre os enfermeiros e os pacientes, na qual os pacientes têm influência e poder de decisão.

Teorias baseadas nas necessidades

Na teoria baseada nas necessidades, por outro lado, os enfermeiros apoiam os pacientes com o objectivo de recuperar a autonomia e realizar as actividades da vida quotidiana. Como resultado, a auto-realização, auto-responsabilidade e autonomia são consideradas como resultados de cuidados, mas o potencial pessoal dos pacientes não é tido em conta (cf. Abdallah, Henderson; citado em Koch-Straube, 2008: 21f).

• **Teorias orientadas para os resultados**

Também na teoria orientada para os resultados, o foco não está na criação de uma relação de parceiros iguais. Isto significa que as perspectivas diferenciadas, a autonomia e a teimosia dos pacientes não são reconhecidas. Para um conceito de aconselhamento, contudo, é necessário que a individualidade e a visão subjectiva dos pacientes possam ser incluídas (cf. Koch-Straube, 2008: 24f).

Nos conceitos mais recentes de Neumann e Newman, o objectivo é compreender a doença como uma experiência humana. O papel da enfermeira é apoiar este processo de sensibilização. Esta expansão da consciência activa o paciente a reconhecer alternativas e a responder de várias formas. É assim que Newman descreve o papel da enfermeira como conselheira de vida. Esta forma de aconselhamento envolve mais do que informar, orientar e dar conselhos. O conceito de aconselhamento nas teorias de Neumann e Newman inclui competências de aconselhamento psicossocial, ou seja, actividades que não pertencem às competências específicas da enfermagem (cf. Schaeffer et al. 1997: 251; citado em Koch-Straube, 2008: 27f).

A base central dos prestadores de cuidados é o encontro com os doentes, o que inclui o nível físico e psicossocial. Esta teoria do cuidado corresponde às ideias da filosofia do holismo. Um princípio central do holismo é "*o todo é mais do que a soma das suas partes*", definindo assim a unidade do corpo, mente e espírito no cuidado dos pacientes.

A entrevista de aconselhamento oncológico do pessoal do serviço de nível superior de cuidados de saúde e enfermagem num hospital de cuidados primários em Vorarlberg inclui informação sobre o curso da doença e a gestão dos efeitos secundários, bem como uma componente psicológica, social e pastoral. Esta variedade de competências mostra a complexidade de uma doença cancerígena e a resultante discussão individual e aconselhamento que os enfermeiros têm de fazer no contexto oncológico. Falar, orientar, mas também aconselhar, assim como informar, confortar e persuadir, recebem pouca atenção na enfermagem. A actividade de aconselhamento é assumida por médicos, psicólogos, assistentes sociais ou pastores. Além disso, as virtudes emocionais tais como paciência e empatia, simpatia e calor humano são atribuídas como parte essencial da estrutura da personalidade das mulheres. Não são conhecimentos e aptidões profissionalmente adquiridas, mas são tidas como garantidas e esperadas das mulheres (cf. Koch-Straube, 1997: 363).

Na interacção profissional com as pessoas, é necessária a consciência do porquê de algo ser dito, que técnica é utilizada, mas também do porquê de algo não ser dito. Requer tempo, prática e reflexão por parte do cuidador. Se bem ou mal feitas, as interacções de conversa podem ser recordadas pelos pacientes e suas famílias, bem como pelas próprias enfermeiras (cf. Radziewicz & Baile, 2001; Virani, Malloy, Ferrell & Kelly, 2008).

Paul Watzlawick fez a declaração: "*não se pode não comunicar*". Isto significa que qualquer comportamento numa situação interpessoal envolve comunicação. Isto inclui comportamentos de todos os tipos, tais como todos os fenómenos paralinguísticos, mas também a postura corporal e a linguagem corporal, uma vez que os sentimentos e emoções são expressos através do corpo (cf. Watzlawick, 2016: 13f).

A comunicação humana é influenciada, em termos de conteúdo e forma, pelas características psicológicas das pessoas envolvidas. Friedemann Schulz von Thun descreve oito estilos de comunicação diferentes que se correlacionam com traços de personalidade específicos. Estes incluem um estilo dependente das necessidades e de ajuda. Além disso, há um estilo altruísta, agressivo-descrutador e que se prova a si próprio. Um estilo de controlo e distanciamento decisivo e um espectáculo comunicativo-dramatizante possível

distúrbios de comunicação. Estes estilos de comunicação de Friedemann Schulz von Thun resultam em sequências típicas de dinâmicas de relacionamento, que podem conduzir a um curso de conversa perturbado (cf. Elzer/Sciborski, 2007: 156).

Em resumo, pode-se ver que os fenómenos de regressão e transferência para enfermeiros, desencadeados pelo cancro, requerem uma atitude reflexiva, uma relação equilibrada enfermeiro-paciente e competências comunicativas profissionais na condução de conversas, de modo a que o aconselhamento no contexto oncológico possa ser bem sucedido.

2.1 Fundamentos do aconselhamento

Nesta secção, são apresentados conceitos de orientação. O termo "orientação", bem como a orientação nos cuidados e a base legal da orientação são explicados em pormenor. O processo de orientação e o objectivo de cada orientação são pontos essenciais nesta secção.

O aconselhamento pode responder a perguntas e fornecer orientação, mas também pode resolver problemas e fornecer segurança. A tomada de planos e decisões faz também parte do aconselhamento. Os conselheiros em todas as profissões têm os seus conhecimentos especializados nas suas respectivas áreas de aconselhamento. A comunicação deste conhecimento em diferentes culturas quotidianas e aos clientes chama-se profissionalismo de aconselhamento. Isto inclui também uma capacidade básica de diálogo com aqueles que procuram aconselhamento (cf. Schroer, 2010, citado em Rietmann/Sawatzki, 2018: 98).

Nestmann 1997 descreve o aconselhamento na Alemanha como a "irmã mais nova da terapia". Nos EUA já existem programas de formação e reconhecimento reconhecidos em que o aconselhamento é uma disciplina especial da profissão psicológica (cf. Nestmann, 1997: 161).

As definições de aconselhamento devem estar sempre relacionadas com a sua disciplina de referência científica, que inclui a psicologia, o trabalho social e a pedagogia. Engel vê a "redefinição do aconselhamento nos cuidados de saúde" tanto na distinção de e para além destas definições de aconselhamento (cf. Engel, 2006: 10).

Gorres escreve que os enfermeiros devem ser capazes de adquirir e aplicar competências comunicativas, interpretativas, estratégicas e de resolução de problemas para além das competências de acção (cf. Elzer/Scirboski, 2007: 103).

2.1.1 Conceitos de aconselhamento

Os conceitos de aconselhamento são caracterizados de acordo com diferentes ênfases em termos da sua concepção do homem, da modificação do comportamento e dos objectivos do aconselhamento. Segue-se uma visão geral dos conceitos de psicologia, ciência social e aconselhamento integrativo:

- **Conceitos de aconselhamento psicológico**

Os conceitos de aconselhamento humanista significam que as pessoas são vistas na sua totalidade, ou seja, como uma unidade inseparável de corpo, mente e alma. Isto inclui, entre outros, psicoterapia de conversa centrada no cliente ou aconselhamento não directivo, que foi fundada por Carl R. Rogers. Esta abordagem é discutida em mais pormenor no capítulo 2.2.1. Os conceitos de aconselhamento comportamental descrevem que todo o comportamento, seja ele exigente ou causador de doença, pode ser aprendido e, portanto, também desaprendido. Sigmund Freud descreve a abordagem psicológica profunda do aconselhamento, o que implica que o inconsciente não é directamente acessível ao ser humano. Esta abordagem não está concebida para o aconselhamento em enfermagem, uma vez que requer formação terapêutica. Os conceitos sistémicos desenvolveram-se a partir da terapia familiar e caracterizam-se por uma "orientação para a solução" no aconselhamento (cf. Koch-Straube, 2008: 104-110).

- **Conceitos de aconselhamento em ciências sociais**

Os conceitos de aconselhamento em ciências sociais estão a mudar da visão individualista orientada para a doença para um aconselhamento que inclui as relações sociais e económicas da vida. Conceitos de aconselhamento psicossocial desenvolvidos a partir disto (cf. Sieckendiek et al., 1999: 179; citado em Koch-Straube, 2008: 110f).

- **Aconselhamento integrativo**

Os conceitos básicos do aconselhamento integrativo são descritos como co_respondência. Isto significa que o ser humano está sempre em relação com o seu ambiente e com os seus semelhantes. Isto permite-lhe desenvolver-se, sobreviver e compreender-se a si próprio. É um processo de integração constantemente repetido (cf. Rahm et al., 1995: 79; citado em Koch-Straube, 2008:115).

Os conceitos já mencionados mostram que na realidade é utilizada uma mistura de métodos. Isto torna possível reagir de forma flexível a diferentes situações problemáticas. O factor decisivo, contudo, é o conhecimento e o sentimento que um conselheiro traz para a mesa.

2.1.2 Conceito de aconselhamento

O termo "orientação" é uma forma de comunicação familiar utilizada na vida quotidiana, que deve ser distinguida da orientação profissional. A utilização diversificada do termo "aconselhamento" torna difícil uma definição uniforme. Os limites entre o aconselhamento e a terapia podem ser descritos de tal forma que, na terapia, as pessoas com perturbações são tratadas na sua estrutura de personalidade. O aconselhamento, por outro lado, lida com situações problemáticas limitadas e com a forma de lidar com elas. O discurso diário orientado para a ajuda nos cuidados profissionais não deve ser confundido com aconselhamento, uma vez que o aconselhamento é realizado de uma forma orientada para objectivos e metodologicamente profissional. O aconselhamento diário tem frequentemente lugar acidentalmente nos cuidados diários e é realizado de forma intuitiva pelos prestadores de cuidados. Sob a forma de formação e informação, o aconselhamento da educação do paciente tem lugar principalmente no campo médico e de enfermagem (cf. Koch-Straube, 2008: 69).

O aconselhamento é definido como uma interacção social voluntária, sobretudo de curto prazo e situacional em casos de problemas não patológicos entre os conselheiros e os que procuram aconselhamento, com o objectivo de desenvolver uma ajuda à tomada de decisões para lidar com um problema juntamente com os clientes no processo de aconselhamento (cf. Schwarzer/Posse 1986: 634).

Nestmann define orientação como o apoio profissional que procura descobrir, desafiar e sustentar relações e redes sociais, organizações e instituições, bem como ambientes construídos e naturais, num processo conjunto de orientação, planeamento, tomada de decisões e acção. O objectivo é permitir o desenvolvimento de indivíduos em sistemas formais e informais e alcançar uma auto-determinação e auto-controlo na modelação da vida quotidiana e da vida. Implica também lidar com as exigências e fazer uso das oportunidades de desenvolvimento. No entanto, o aconselhamento também envolve a prevenção de tensões e crises e a sua resolução o mais cedo possível para que as consequências para as pessoas e sistemas possam ser tratadas de forma construtiva (cf. Nestmann, 1997: 3334).

Tschudin, por sua vez, distingue entre profissionais que são empregados como conselheiros e pessoas que actuam como conselheiros nas suas actividades normais (cf. Tschudin, 1990: 14).

Koch-Straube descreve o conceito de orientação da seguinte forma:

"O objectivo geral do aconselhamento é permitir ao cliente levar uma vida mais satisfatória e gratificante. O termo aconselhamento engloba o trabalho com indivíduos, casais ou grupos, frequentemente mas nem sempre referido como "clientes". Os objectivos de cada relação de aconselhamento variam de acordo com as necessidades do cliente. O aconselhamento preocupa-se com os processos de desenvolvimento e pode abordar e resolver problemas específicos, ajudar os clientes a tomar decisões, gerir crises, ganhar percepção e conhecimento, trabalhar através de conflitos internos, melhorar as relações com os outros. O papel do conselheiro é facilitar o trabalho do cliente de forma a respeitar os seus valores, recursos pessoais e capacidade de autodeterminação" (BAC, The Code of Ethics and Practice for counsellors, 1993, citado em Koch-Straube 2008: 66).

Engel e Sickendiek salientam que o aconselhamento é um campo de actividade em constante mudança, que é moldado por desenvolvimentos sociais e técnicos em que novos problemas e desafios podem ser identificados (cf. Engel/Sickendiek 2005: 164).

Em resumo, o aconselhamento pode ser visto como uma forma de resolução de problemas, mas também como um processo de relacionamento entre o conselheiro e o conselheiro. A perspectiva sistémica dentro do processo de aconselhamento serve para alargar a perspectiva e ganhar mais clareza sobre os próprios problemas e as suas possibilidades de lidar com os mesmos através da interacção com outra pessoa. Trata-se de identificar competências e recursos existentes e encorajá-los a serem utilizados (cf. Koch-Straube, 2007: 228).

2.1.3 Aconselhamento em cuidados

Muitas situações de conversa e aconselhamento bem sucedidas em matéria de cuidados surgem da competência pessoal quotidiana do prestador de cuidados e não de uma análise e reflexão sistemática de situações de cuidados e de uma técnica profissionalmente aplicada. Aqui, as soluções são oferecidas a partir da própria riqueza de experiência, pelo que o aconselhamento é também definido como aconselhamento laico ou aconselhamento diário, que se caracteriza por uma certa proximidade humana e uma compreensão amigável. Em relação aos cuidados, contudo, a falta de competência e de seriedade pode levar à desconfiança e à falta de aceitação por parte dos doentes (Elzer/Sciborski, 2007: 168).

Os enfermeiros associam mais frequentemente o aconselhamento à comunicação de informação e conteúdo factual, mas no contexto da enfermagem, o aconselhamento é também descrito como um processo de relacionamento entre enfermeiros, pacientes e seus familiares (cf. Hummel-Gatz/Doll, 2007:n.d.).

O aconselhamento para- ou semi-profissional em enfermagem tem lugar quando os enfermeiros trazem a sua perícia no seu trabalho diário e transmitem esta informação. Aqui, a enfermeira não tem formação em aconselhamento. Em contraste, existe aconselhamento profissional em enfermagem, no qual é necessária uma formação adicional como conselheiro (cf. Elzer/Sciborski, 2007: 169).

O aconselhamento em enfermagem difere do trabalho social e da pedagogia social na medida em que os enfermeiros vêem as doenças e as mudanças físicas e a dor associadas como o foco da interacção. Além disso, os enfermeiros possuem uma enorme quantidade de conhecimentos médicos, mas poucos conhecimentos das ciências sociais. A cientista de enfermagem Ulrike Boehnke, por exemplo, fala de uma teoria fenomenológica do corpo, uma vez que o corpo como expressão do eu humano é mais do que apenas um corpo. O conceito de corpo da Boehnke está ligado ao conceito de "pele psíquica", que inclui uma interacção entre o contacto físico e a emergência e o desenvolvimento da confiança. A relação do cuidador com o corpo é a razão pela qual os cuidados e a emergência do eu - confiança, autonomia, iniciativa e identidade - estão intimamente relacionados psicodinamicamente (cf. Wolfstetter, 1984: 59ff).

O aconselhamento é, portanto, parte integrante dos cuidados que contribuem para o bem-estar e recuperação. Apesar de tudo isto, o aconselhamento ainda está associado à informação, instrução e formação. As limitações do aconselhamento profissional em matéria de cuidados são a insuficiência de conhecimentos especializados e competências não desenvolvidas dos enfermeiros e a falta de formação. O medo de questões existenciais difíceis pode levar ao stress psicológico. Mas também a falta de compreensão por parte dos colegas e superiores torna mais difícil o aconselhamento em enfermagem. As condições de enquadramento institucional também restringem os enfermeiros nas suas actividades de aconselhamento. Nos cuidados diários, há falta de tempo, mas também falta dos quartos certos. Os quartos com várias camas tornam difícil estabelecer um contacto inicial de confiança com os pacientes. O pré-requisito para o aconselhamento é, entre outras coisas, o conhecimento mútuo e a abertura. Isto dificilmente pode ser conseguido durante uma curta estadia. A fronteira entre o aconselhamento e a terapia não é fácil para enfermeiros em situações complexas. O perigo de ser sobrecarregado e de exceder a sua competência não deve ser descurado.

2.1.4 Base jurídica no aconselhamento

A introdução da base jurídica começa com uma visão geral da Carta do Doente e dos direitos à educação e informação de todos os pacientes nela descritos, e uma descrição detalhada das competências centrais de enfermagem em relação ao aconselhamento e comunicação em matéria de saúde na Lei Federal sobre Saúde e Profissões de Enfermagem na Áustria e um extracto do Código Social.

- **Ministério Federal do Trabalho, Assuntos Sociais, Saúde e Protecção do Consumidor: Carta do Doente e Bases Jurídicas**

A Carta do Doente é um acordo entre o Governo Federal e os Länder nos termos do Art. 15a B-VG. A Carta do Doente descreve os direitos básicos dos doentes. A dignidade do paciente, a autodeterminação, a informação e o apoio dos pacientes são os quatro fundamentos mais importantes da Carta do Paciente. O direito à autodeterminação e à informação significa que os pacientes devem ser previamente informados sobre os tipos de diagnóstico e tratamento, bem como sobre os seus riscos e consequências. Além disso, o direito a ser informado sobre o estado de saúde, mas também sobre a cooperação necessária no tratamento e no estilo de vida terapêutico-suportador. O tratamento só tem lugar com o consentimento do paciente ou de um representante ou em caso de perigo iminente (Artigo 17). Os doentes decidem o que deve acontecer. Em caso de incapacidade de agir, é possível redigir uma declaração de consentimento do paciente (Carta do Paciente, acedida: 23.05.2019).

- **A Lei dos Cuidados de Saúde e de Enfermagem**

As **competências nucleares da enfermagem nos § 14** (1) e (2) incluem a actividade autónoma de enfermagem em todas as formas de cuidados e níveis de prevenção, procura de saúde e aconselhamento de saúde no âmbito da enfermagem, bem como a organização e implementação de formação. Além disso, as competências nucleares da enfermagem incluem a entrevista e a comunicação guiada por teorias e conceitos (GukG, versão de 25.05.2019).

A **área multiprofissional de competência no § 16** (3) do serviço superior de cuidados de saúde e enfermagem inclui perícia de enfermagem em aconselhamento de saúde, redes interprofissionais, transferência de informação e gestão de conhecimentos, bem como a coordenação do processo de tratamento e cuidados, incluindo a garantia da continuidade do tratamento.

§ A Secção 17 (1) contém o **estabelecimento e especializações específicas para grupos-alvo** nos quais os cuidados paliativos e paliativos são listados (GukG, versão de 25.05.2019).

Hospice and palliative care in § 22b descreve os cuidados e apoio de pessoas com uma doença progressiva, incurável e, portanto, com risco de vida, bem como os cuidados dos seus familiares, com o pano de fundo de alcançar uma compreensão da doença, preservando simultaneamente a autodeterminação e a vontade do doente de alcançar uma melhor qualidade de vida. Além disso, os cuidados paliativos incluem aconselhamento e/ou formação dos pacientes e dos seus familiares para lidar com os sintomas e planeamento antecipado para registar os desejos e necessidades para a última fase da vida. A estreita cooperação e comunicação com diferentes disciplinas é, portanto, um pré-requisito no tratamento de doentes paliativos.

- O Código Social (SGB XI), Livro Onze, Seguro Social de Cuidados de Longo Prazo

§ 7a SGB XI Care counselling inclui o seguinte:

"(1) Pessoas, ... têm direito a aconselhamento e assistência individual por um conselheiro de cuidados na selecção e utilização de benefícios sociais previstos na lei federal ou da terra, bem como outras ofertas de ajuda que visem apoiar pessoas com necessidades de cuidados, prestação ou apoio (aconselhamento de cuidados); um conselheiro de cuidados competente ou outro centro de aconselhamento deve

ser nomeado imediatamente pelos fundos de seguro de cuidados a longo prazo antes da primeira sessão de aconselhamento. As directrizes de acordo com o parágrafo 1a do §17 são vinculativas para o procedimento, a implementação e o conteúdo do aconselhamento de cuidados continuados" (SGB XI, acedido em 28.05.2019).

A ancoragem legal do aconselhamento mostra que o aconselhamento nos cuidados de saúde vai muito além do seu campo.

2.1.5 Orientação como um processo

O processo de orientação é muitas vezes dinâmico, porque as fases individuais se sobrepõem, mas também se fundem ou se repetem. Existem diferentes modelos de fases na literatura, que diferem no número de fases e no seu conteúdo (cf. Engel 2006: 49; Mutzeck 2008: 21; Gittler-Hebestreit 2006: 39).

A OMS descreve o processo de cuidados no aconselhamento como uma relação entre pacientes e cuidadores com um envolvimento activo no planeamento e implementação dos seus próprios cuidados de enfermagem (cf.
Organização Mundial de Saúde, 1980: n.d.)

As quatro fases do processo de orientação em orientação integradora consistem na fase inicial ou de nomeação, na fase de acção ou de experiência, na fase de integração ou de reflexão e na fase de reorientação, teste (cf. Koch-Straube, 2008: 122).

Engel, contudo, descreve o processo de aconselhamento como um método orientado para objectivos de análise, planeamento, implementação e revisão, que é realizado em conjunto com o paciente sob a forma de um diálogo, semelhante ao processo de enfermagem (cf. Engel, 2006: 49).

Um processo de aconselhamento pode, portanto, ser comparado ao processo de cuidados, no qual são necessárias as seguintes etapas para levar a cabo medidas. O primeiro passo consiste em analisar a situação actual e clarificar a situação inicial. O segundo passo é o planeamento das intervenções, tendo em conta os recursos dos pacientes e dos seus familiares. A terceira etapa é a avaliação final. Os enfermeiros muitas vezes não percebem a actividade de aconselhamento como uma tarefa contínua. Como resultado, as medidas de aconselhamento não estão documentadas e, portanto, não são consideradas como actividades profissionais de enfermagem (cf. Huper/Hellige, 2007: 102).

As tarefas e responsabilidades da enfermagem no contexto dos cuidados holísticos de reabilitação no modelo de gestão de Krohwinkel (2007) incluem o ensino, o aconselhamento e a orientação como parte integrante. No seu modelo, o paciente e os seus familiares são colocados no centro dos eventos (cf. Krohwinkel, 2007: 38).

A interacção e a comunicação são uma parte central do aconselhamento. No aconselhamento especializado, os enfermeiros especializados fornecem os seus conhecimentos e experiência. Este aconselhamento especializado tem lugar, entre outras coisas, no contexto oncológico entre os pacientes, os seus familiares e a enfermeira, no âmbito de uma sessão de aconselhamento oncológico. Neste processo de aconselhamento, o enfermeiro vê-se a si próprio como um apoiante e apoiante de um desenvolvimento pendente durante o processo da doença. Os doentes oncológicos e os seus familiares precisam de tempo e espaço de discussão,

que servem como informação e orientação, mas também como motivação durante o processo da doença. Lidar com a doença também requer uma **linguagem de** apoio ou a chamada **linguagem de lidar com** os doentes oncológicos e os seus familiares. Para os enfermeiros no âmbito da oncologia, o processo de aconselhamento consiste em informar, tal como explicar um plano terapêutico, mas também definir e explicar intervenções de efeitos secundários durante e após a quimioterapia são partes de uma **conversa informativa. As conversas de orientação** podem ser técnicas de relaxamento para os pacientes, mas também para os seus familiares, durante a terapia. As **conversas motivacionais** das enfermeiras podem ser de apoio e ajuda e são uma parte importante para os pacientes durante e após a terapia.

Em resumo, pode ver-se que o aconselhamento é uma componente do processo de cuidados. Em 2007 Hellige/Huper descreveu o aconselhamento em paralelo com o processo de cuidados. Descrevem que a orientação é uma medida orientada para o processo no processo de cuidados, mas também vice-versa.

2.1.6 Objectivo do aconselhamento

O aconselhamento é um requisito legal para o pessoal dos escalões superiores dos cuidados de saúde e enfermagem, tal como descrito mais detalhadamente no capítulo 2.1.4.

Frose descreve os requisitos do aconselhamento como complexos, uma vez que exige capacidades de comunicação como a escuta activa e a acção empática, bem como conhecimentos especializados actualizados por parte do conselheiro. Os objectivos do aconselhamento são adaptados individualmente à pessoa em questão e devem ser claramente definidos (cf. Frose, 2010: 36).

É crucial que a competência de acção das pessoas que procuram aconselhamento seja exigida no aconselhamento, para que uma solução para uma situação problemática específica possa ser dada através do método de transmissão de conhecimentos (cf. Schaeffer, 2008: 6-8f).

Aron Antonovsky entende a saúde como um processo de confronto entre factores que protegem ou sobrecarregam a saúde. Antonovsky descreve o objectivo do aconselhamento nos cuidados como um aumento da coerência. Um sentimento de coerência é um termo de salutogénese, é sobre a questão do que mantém as pessoas saudáveis. O sentimento de coerência significa (cf. Koch-Straube, 2008: 216):

• Compreensibilidade - compreender as exigências da vida, o que significa que elas podem ser explicadas e interpretadas.

• Capacidade de gestão - a capacidade de lidar com a própria competência pessoal e capacidade de resolução de problemas.

• Sentido - as mudanças são vistas como um desafio, são vistas como significativas

Um aumento da coerência conduz a uma melhor adesão e adaptação do paciente, mas também se melhora a auto-actividade e a saúde. O objectivo não é, portanto, resolver o problema, mas ajudar o indivíduo a desenvolver-se de modo a poder enfrentar o problema actual e as consequências posteriores de uma forma mais integrada (cf. Rogers, 1999: 36).

2.2 Noções básicas de competências comunicativas

Esta secção fornece uma visão da comunicação centrada no cliente de acordo com Carl R. Rogers e da comunicação humana de acordo com Karl Watzlawick, bem como uma introdução à comunicação verbal, não-verbal e para-verbal.

No tratamento de doentes oncológicos durante a sua estadia no hospital, há muitas situações em que doentes, familiares e enfermeiros têm de falar uns com os outros. A organização de conversas de ajuda e aconselhamento é uma parte importante dos cuidados diários. Os prestadores de cuidados são, portanto, pessoas de contacto importantes num processo de comunicação construtivo. As diferentes formas de conversas mostram que as competências comunicativas e de aconselhamento são necessárias para fazer face às tarefas sociais. Numerosos conceitos de conversa e aconselhamento em enfermagem referem-se à abordagem de Carl R. Rogers. A fim de conduzir consultas e conversas com pacientes oncológicos e seus familiares, os enfermeiros devem analisar os estilos de comunicação a fim de estabelecer uma ligação aos cuidados oncológicos (cf. Thomann 2004: 344).

A seguir, é introduzida a abordagem centrada no cliente ao aconselhamento e à psicoterapia de acordo com Carl Rogers, e a comunicação humana de Karl Watzlawick.

2.2.1 Liderança conversacional centrada no cliente de acordo com Carl R. Rogers

Carl R. Rogers (1902-1987) nasceu em Illinois, EUA. Estudou agricultura, teologia e psicologia. Na década de 1940 desenvolveu o aconselhamento não directivo, que mais tarde foi definido como terapia centrada no cliente. O aconselhamento não directivo afirma que os terapeutas deixam o cliente tomar a iniciativa no decurso da conversa. Na terapia centrada no cliente, o terapeuta está orientado para o mundo de experiência do cliente. Nas décadas de 1950 e 1960, a teoria de Carl Rogers foi divulgada e desenvolvida na Europa por Reinhard Tausch. A abordagem teórica de Carl R. Rogers é baseada numa visão humanista do homem. Isto implica que o ser humano é considerado como um ser holístico cujo objectivo é a auto-realização. Rogers assumiu que cada pessoa é capaz de usar as suas capacidades o melhor possível para que todas as suas necessidades possam ser satisfeitas (cf. Rogers, 1976: n.d.).

A hipótese básica, segundo Rogers, é que as pessoas têm a capacidade de se compreenderem a si próprias e à forma como agem, e portanto de mudarem. No caso de limitações psicológicas e físicas, as suas capacidades são desenvolvidas numa relação terapêutica. É portanto necessária uma atitude de não julgamento em relação ao cliente para que os conselheiros possam recorrer a eles emocionalmente. O foco é o processo da relação. Os clientes agem sob a sua própria responsabilidade.

A teoria centrada no cliente é uma teoria do processo pelo qual a mudança é provocada nas pessoas e no seu comportamento (cf. Rogers, 1961a: n.d.).

A abordagem de Roger é fenomenológica, que se preocupa com a descrição e aparência dos clientes e não com a análise (cf. Elzer/Sciborski, 2007: 87).

Estes pressupostos são explicados da seguinte forma:

1 Autonomia e interdependência (interdependência social)

No seu desenvolvimento, o homem esforça-se pela independência e assume a responsabilidade pela sua própria vida. Esta auto-responsabilidade conduz ao facto de que o homem também pode assumir a responsabilidade pela comunidade. Só a descoberta da responsabilidade pessoal e de que se pode mudar a si próprio contribuirá para as mudanças necessárias no ambiente (cf. Rogers 1940, Groddeck 2002: 79, citado em Elzer /Sciborski 2007: 83).

2 A auto-realização

Assume-se que a auto-realização e a necessidade de crescimento são as forças motrizes do organismo, que permitem o desenvolvimento e a diferenciação das capacidades existentes (cf. Rogers, 1940, Groddeck 2002: 79, citado em Elzer /Sciborski 2007: 83).

3 O objectivo e a orientação dos sentidos

Valores humanistas como a liberdade, justiça, dignidade e segurança da existência moldam a vida de uma pessoa. Uma consciência entre uma realidade interior e uma realidade exterior é intencional (cf. Rogers 1940, Groddeck 2002: 79, citado em Elzer /Sciborski 2007: 83).

4 A plenitude

O holismo implica que o aconselhamento não intervém na vida do cliente, mas é solidário e útil. Isto faz com que os clientes se sintam seguros, livres de medo e habilitados (cf. Rogers 1940, Groddeck 2002: 79, citado em Elzer /Sciborski 2007: 83).

Em resumo, isto significa que a visão dos seres humanos centrada no cliente inclui autonomia e interdependência. Carl R. Rogers entende isto como significando que as pessoas desenvolvem um eu activo a fim de assumirem a responsabilidade pelas suas próprias vidas e, portanto, também pela comunidade. Ele descreve a tendência de auto-realização ou de auto-realização como a força motriz básica do organismo, que pode ser mais desenvolvida e equilibrada em constante intercâmbio com o ambiente social. Rogers também descreve valores humanistas como a liberdade, a justiça e a dignidade humana como o objectivo e a orientação do significado. Finalmente, ele cita a totalidade do sentimento e da razão, do corpo e da alma (cf. Rogers/Schmid, 1991: 214ff).

No aconselhamento, o foco não é apenas na perícia de enfermagem, mas na compreensão e apreciação dos doentes e dos seus familiares na respectiva situação, de modo a que se possa estabelecer uma relação profissional. Rogers descreve a atitude básica no aconselhamento da seguinte forma:

A atitude básica da Liderança de Conversação Centrada na Pessoa

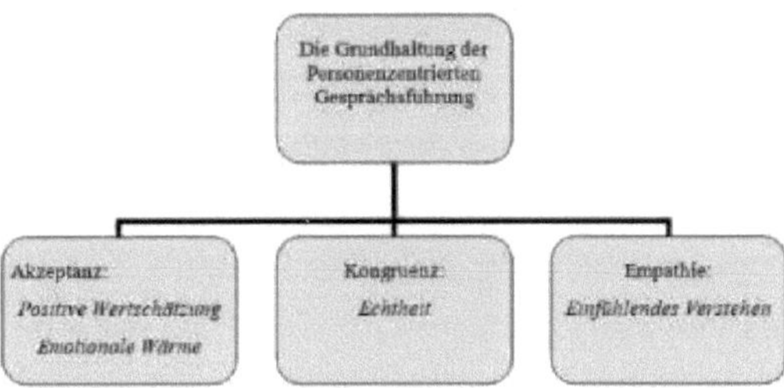

Figura 2: A atitude básica da Liderança de Conversação Centrada na Pessoa (ilustração própria)

As três variáveis básicas do conceito centrado no cliente de acordo com Carl R. Rogers incluem consideração positiva, autenticidade e aceitação incondicional. Isto significa que os clientes são reconhecidos como pessoas com os seus próprios valores e respeitados na sua individualidade. O pensamento interior e o sentimento do conselheiro são os pré-requisitos para uma congruência empática e de apreciação entre o conselheiro e o cliente. Outra variável básica é a compreensão empática, na qual os conselheiros se colocam no mundo emocional dos clientes (cf. Elzer/Sciborski, 2007: 84f).

A atitude básica do aconselhamento caracteriza-se por calor empático, não possessivo, simpatia e aceitação. A importância da comunicação e da empatia no processo terapêutico foi cientificamente estudada. Foi demonstrado que as pessoas tratadas julgavam uma terapia mais fortemente de acordo com a competência de comunicação dos terapeutas e se respondiam às suas necessidades (cf. Dehn-Hindenberg, 2007: 26-33).

Em resumo, isto significa que no aconselhamento pode ser estabelecido um contacto humano entre o conselheiro e o cliente, no qual o cliente se sente seguro e aceite e os sentimentos podem ser livremente expressos. O resultado é que o cliente reconhece e aceita a si próprio na experiência dos seus próprios sentimentos. A tarefa do conselheiro é orientar o cliente e dar informação de apoio para que o cliente possa continuar por si próprio. Estas atitudes básicas excluem certos comportamentos comunicativos negativos, que Kris Cole (2003: 158-166) chamou

"*The Ten Deadly Wounds of Communication*". Estes incluem julgar, moralizar ou fazer comentários irónicos (cf. Elzer/Sciborski, 2007: 81ff).

Esta atitude participativa e de apoio torna a abordagem centrada no cliente adequada para a condução de conversas e aconselhamento nos cuidados de saúde. Esta abordagem é, portanto, de grande importância no contexto oncológico. As abordagens de aconselhamento humanista, que incluem o conceito de aconselhamento não directivo segundo Rogers, tiveram origem na psicologia humanista. A teoria da personalidade de Rogers faz com que os poderes de auto-cura e de auto-realização sejam libertados entre um conselheiro e um cliente. Em relação a uma conversa num ambiente oncológico, é portanto particularmente importante que os enfermeiros criem um clima de respeito, autenticidade e compreensão para que estas forças de auto-realização sejam activadas e apoiem positivamente o curso da doença dos doentes oncológicos e dos seus familiares. Rogers descreve a verbalização dos conteúdos da experiência emocional como sendo particularmente importante. Ele verbaliza o que compreendeu e sentiu dos clientes. Esta formulação do conteúdo das experiências é também evidente no tratamento de pacientes oncológicos e seus familiares. Por conseguinte, os enfermeiros devem abster-se de qualquer tipo de influenciar e orientar os pacientes em conversas ou aconselhamento, para que se possa libertar mais autonomia em vez de dependência e auto-estima.

No aconselhamento centrado no cliente, Rogers define a **escuta activa** e a **paráfrase** como uma forma técnica de intervenção na condução da conversa. A repetição dos pensamentos e sentimentos mais importantes pelo conselheiro é definida como paráfrase ou espelhamento das próprias actuações do conselheiro. A linguagem corporal sinaliza uma escuta interessada e atenta. As interrupções verbais podem influenciar a linha de pensamento do cliente. O discurso do conselheiro sobre o comportamento não verbal, bem como os inquéritos em caso de ambiguidades, completam a conversa. O conselheiro aborda a situação com perguntas abertas (quem? como? o quê?). O silêncio e as pausas são também elementos importantes de uma sessão de aconselhamento. Contudo, a atitude não-directiva do conselheiro é crucial, que visa permitir aos doentes desenvolver as suas próprias actividades autênticas (cf. Elzer/Sciborski, 2007: 86-87).

2.2.2 Comunicação humana de acordo com Paul Watzlawick

Paul Watzlawick (1921-2007) nasceu na Áustria. Foi cientista de comunicação, psicoterapeuta, psicanalista, sociólogo, filósofo e autor. A sua teoria da comunicação baseia-se nos cinco axiomas, que afirmam que a comunicação tem sempre um efeito sobre o comportamento dos clientes e dos conselheiros.

1 Axioma sobre a impossibilidade de não comunicar

Watzlawick assume que não se pode não comunicar. Qualquer comportamento numa situação interpessoal envolve comunicação. Isto significa que mesmo através do silêncio ou da não comunicação, a comunicação tem lugar. Assim que as pessoas se percebem umas às outras, a comunicação tem lugar intencionalmente ou não intencionalmente. Isto inclui comportamentos de todos os tipos, tais como todos os fenómenos paralinguísticos (tom de voz, risos, suspiros), mas também a postura corporal e a linguagem corporal, uma vez que os sentimentos e emoções são expressos através do corpo (cf. Watzlawick, 2016: 13).

2 Axioma sobre o conteúdo e o aspecto da relação de comunicação

A comunicação está dividida num aspecto de conteúdo (O QUE) e num aspecto de relação (COMO). O aspecto do conteúdo predominantemente verbal compreende informação factual, em contraste com o aspecto da relação verbal e não verbal, que especifica como esta informação deve ser compreendida pelo receptor e como o remetente define a relação entre ele próprio e o receptor. Isto significa que se os interlocutores tiverem uma relação estável, podem ser permitidas opiniões diferentes sem que a relação sofra ou se desfaça. O pré-requisito é uma interacção positiva e de apreciação (cf. Watzlawick, 2016: 16).

3 Axioma para a pontuação das sequências de eventos

A comunicação é uma troca circular sem um início ou fim claro. A causa e o efeito residem na interpretação dos parceiros de comunicação. Watzlawick assume que temos a nossa própria realidade e que a consideramos verdadeira, e que esta realidade subjectiva determina as nossas acções. Isto pode levar a diferentes entendimentos ou mal-entendidos na relação de comunicação (cf. Watzlawick, 2016: 20).

4 Axioma na comunicação digital vs. analógica

Watzlawick divide a comunicação em falar uns com os outros, a declaração digital e a declaração analógica da linguagem corporal, gestos e expressões faciais, postura corporal e contexto. Podem surgir mal-entendidos quando os pacientes já não são capazes de comunicar digitalmente, pois a linguagem gestual ou os gestos podem levar a interpretações erradas (cf. Watzlawick, 2016: 24f).

5   Axioma na comunicação simétrica vs. complementar

Os dois tipos de relações representam relações baseadas ou na igualdade ou na diferença. As relações simétricas caracterizam-se pela procura da igualdade e pela redução das diferenças entre os parceiros. As interacções complementares, por outro lado, baseiam-se em diferenças mutuamente complementares. Ambas as formas podem estabilizar-se numa boa relação e até alternar-se ou complementar-se mutuamente. Quando se lida com doentes graves, é portanto importante que a relação entre enfermeiros e doentes não seja unilateral, mas que se pratique um cuidado activo e orientado para o doente (cf. Watzlawick, 2016: 32ff).

As declarações de Watzlawick implicam que as falhas de comunicação são a regra. As dificuldades de comunicação são que cada pessoa depende da sua percepção pessoal e acredita que é verdadeira e real. Isto significa que a comunicação pode ser complicada por mal-entendidos e interpretações erradas. Na sua opinião, a comunicação pode ser bem sucedida se os parceiros de comunicação forem além deles próprios, de modo a que a comunicação seja possível num outro meta-nível. Com a sua teoria, Watzlawick quis mostrar que é impossível "não comunicar" (cf. Elzer/Sciborski, 2007: 115-117).

Em resumo, as regras de comunicação de Rogers referem-se à empatia. Descreve que é importante empatizar com a pessoa com quem se está a falar e comunicar o que se entendeu de volta à outra pessoa. Este modelo de acordo com Rogers contém a questão básica: Como podem as pessoas entender-se melhor no processo de comunicação? É um modelo da perspectiva do interlocutor. Em contraste, Watzlawick usa os seus cinco axiomas para fazer a pergunta: Como se pode formar uma realidade partilhada na comunicação? Neste modelo de comunicação, a percepção da realidade está em primeiro plano (cf. Rohner/Schurz, 2012: 32).

2.2.3 Comunicação verbal, não-verbal e paraverbal

A comunicação tem lugar a diferentes níveis de comunicação. A comunicação verbal é a verdadeira linguagem, enquanto que a linguagem corporal e a localização são chamadas de comunicação não verbal. O envolvimento de todos os sentidos, como a visão, a audição, o tacto e o olfacto, estão entre as características da comunicação não-verbal. As possibilidades de expressão não-verbal incluem expressões faciais, gestos, postura, toque, distância, riso, mas também silêncio ou símbolos de status, tais como vestuário e penteado. O ruído da voz, o tom de voz, o tom de voz e a velocidade da fala fazem todos parte da forma paraverbal de expressão na comunicação. Estas características moldam o conteúdo da informação através da forma como algo é dito (cf. Ekert/Ekert, 2010: 203).

Em enfermagem oncológica, falar e ouvir são componentes importantes da comunicação não verbal que contribuem para uma relação bem sucedida entre os enfermeiros e os pacientes e os seus familiares. A forma como um cuidador fala também facilita uma relação de confiança. Quer sejam demasiado suaves ou demasiado altos, ambos podem levar a uma falta de confiança no cuidador (cf. Kreddig & Zohra 2013: 202).

2.3 Competência de aconselhamento em cuidados

Esta secção trata da definição do termo "competência" e uma descrição detalhada da competência profissional de enfermagem que permite um aconselhamento bem sucedido em enfermagem.

O termo competência deriva do verbo latino *competere* (unir-se) e do substantivo *competentia* (aptidão), e significa a união de diferentes capacidades para formar uma competência para agir. A capacidade de se expressar e como a língua pode ser usada em situações sociais é definida na linguística como competência linguística e desempenho (cf. Chomsky 1969; Duden 2001a, citado em Elzer/Sciborski, 2007: 41f).

A fim de poderem oferecer aconselhamento, os enfermeiros precisam de expandir as suas competências. No aconselhamento, o foco não é apenas na perícia de enfermagem, mas também na compreensão e apreciação dos pacientes e dos seus familiares na respectiva situação, de modo a que se possa estabelecer uma relação profissional. De acordo com Koch-Straube, os pré-requisitos para o sucesso do aconselhamento em enfermagem são o conhecimento dos fundamentos teóricos do aconselhamento e a competência metodológica, para que o processo de aconselhamento possa ser concebido de forma sistemática e orientada para objectivos. Mas também a capacidade de perceber os pacientes e os seus familiares individualmente e a vontade de se desenvolver e utilizar para compreender situações é uma componente das competências dos enfermeiros no aconselhamento. Crucial, contudo, é a capacidade de partilhar conhecimentos e informação, mas também instruções e experiências, de uma forma mais apropriada com os envolvidos (cf. Koch-Straube, 2008:182).

As competências de acção profissional estão divididas em quatro competências básicas, cuja interface é a competência comunicativa (Elzer/Sciborski, 2007: 45f):

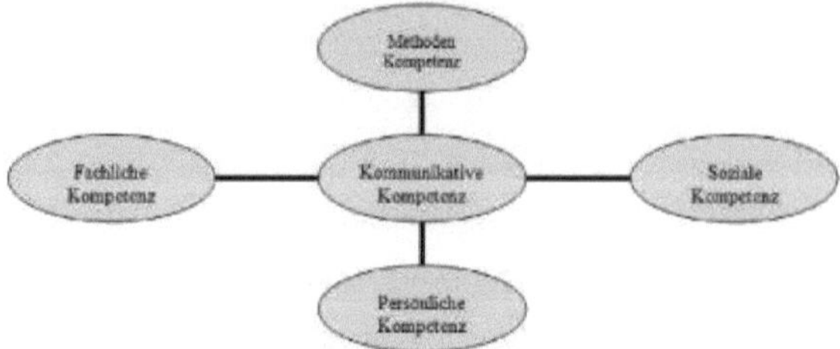

Figura 3: As competências profissionais em enfermagem (representação própria)

2.3.1 Competência profissional

A competência profissional em matéria de enfermagem é adquirida através de formação de enfermagem, formação contínua, estudos e vários anos de prática profissional. As competências profissionais incluem os conhecimentos especiais sobre os conhecimentos operativos de uma profissão (cf. Olk, 1989: 89).

2.3.2 Competência metodológica

A competência metodológica em relação à enfermagem inclui métodos e técnicas de enfermagem específicos, incluindo a sua implementação.

2.3.3 Competência social

A competência social em enfermagem implica que os enfermeiros estejam conscientes do seu papel profissional e realizem e sejam recompensados pelo seu trabalho de uma forma profissional.

2.3.4 Competência pessoal

Em relação à enfermagem, a competência pessoal descreve a motivação na profissão, bem como as competências empáticas no trato com os pacientes. Mas inclui também a própria capacidade de reflexão dos enfermeiros.

A interface das quatro competências básicas é chamada de competência comunicativa. Como núcleo da competência comunicativa, Jurgen Habermas (1971, 1976, 1981) menciona *"a pretensão à razoabilidade"*, *"a pretensão à verdade"*, bem como *"a pretensão à veracidade"* e *"a pretensão à correcção"* (cf. Elzer/Sciborski, 2007: 47-48).

O aconselhamento nos cuidados só pode ter êxito se as competências estiverem suficientemente desenvolvidas para que a necessidade de aconselhamento possa ser reconhecida a tempo e o processo de aconselhamento possa ser gerido. A exigência destas competências através de educação, formação e aperfeiçoamento profissional específicos, bem como de uma prática profissional reflectida, é necessária para que os enfermeiros possam cumprir a sua função de aconselhamento. As condições de trabalho necessárias para dar forma a um processo de aconselhamento também devem ser apoiadas. A secção seguinte apresenta, portanto, uma descrição detalhada do aconselhamento de enfermagem no contexto oncológico.

2.4 Aconselhamento de enfermagem em regime de internamento "ambiente oncológico

Esta secção define e descreve o ambiente de internamento oncológico, bem como o conteúdo de uma consulta de enfermagem oncológica num hospital de cuidados primários em Vorarlberg.

Quando falamos de oncologia, estamos realmente a falar do estudo das doenças tumorais, dos cancros. Os doentes oncológicos têm de comparecer a muitas consultas de terapia e controlo durante o seu tratamento. Todas estas viagens são árduas para uma pessoa doente. O tratamento oncológico das pessoas afectadas deve ter lugar o mais próximo possível do seu local de residência para lhes facilitar a vida. No hospital de cuidados primários descrito em Vorarlberg, os pacientes são acompanhados desde a consulta inicial até ao início das etapas de diagnóstico até à preparação de um plano de tratamento (bem como as fases terapêuticas resultantes). Tarefas adicionais incluem os cuidados posteriores e toda a terapia medicamentosa, incluindo quimioterapia, imunoterapia e terapia tumoral direccionada, que inclui radiação e cirurgia. Os pacientes são tratados e acompanhados em todas as fases da sua doença. Estes cuidados básicos no tratamento de doenças tumorais e o apoio na situação paliativa permitem cuidados focalizados e abrangentes dos pacientes no ambiente oncológico do hospital de cuidados primários descrito em Vorarlberg.

O termo "setting" vem do inglês e significa ambiente, enquadramento. O termo original vem de psicoterapia analítica. O cenário é caracterizado pela finalidade da situação. Além disso, as condições de enquadramento e o acordo entre os participantes são o pré-requisito para o desenvolvimento de uma relação de ajuda. O cenário influencia a qualidade e os limites de uma conversa (cf. Elzer/Sciborski, 2007: 123).

Com base no processo de tratamento do cancro num ambiente oncológico, as diferentes situações de aconselhamento para enfermeiros são definidas com mais detalhe no parágrafo seguinte.

2.4.1 Processo de tratamento do cancro

A comunicação começa com a suspeita de um diagnóstico de cancro e continua através de todas as fases de tratamento, cuidados de acompanhamento e a fase de fim de vida. O aconselhamento oncológico por enfermeiros será discutido mais detalhadamente com base nas fases individuais de uma doença cancerígena, para que se possa compreender quais as competências que os enfermeiros devem ter a fim de fornecer cuidados centrados no doente. Além disso, o papel dos familiares será discutido, uma vez que também necessitam de apoio e aconselhamento profissional em todas as fases da doença.

Fase 1: Aprender sobre o diagnóstico

No hospital de cuidados primários descrito em Vorarlberg, os pacientes oncológicos são informados sobre a sua doença tumoral e o plano terapêutico actual no âmbito de uma consulta médica. O médico e o paciente, bem como os familiares, estão presentes nesta consulta médica. Idealmente, está também presente uma enfermeira. Ao entregar um diagnóstico, a honestidade e a confiança entre o médico e o paciente são essenciais para reduzir o medo. Devem ser evitadas falsas esperanças nesta discussão para que as pessoas afectadas possam tomar a sua decisão de forma realista para o futuro (cf. Langkafel/Ludke, 2008: 42f).

A enfermeira oncológica desempenha também um papel importante como mediadora entre médicos e pacientes. Numa linguagem compreensível, as ambiguidades podem ser comunicadas aos pacientes e aos seus familiares. Os enfermeiros de Oncologia são frequentemente o primeiro ponto de contacto para os doentes depois de terem sido diagnosticados com cancro. Desenvolve-se uma relação estreita entre enfermeiras e pacientes, mas também com os seus familiares. Estas reacções de *não querer admitir, apenas compreender em parte* ou não *ouvir ou esquecer a maioria das coisas* levam a mal-entendidos na comunicação entre os afectados, os médicos e os enfermeiros (cf. Weyland, 2013: 51).

Fase 2: O tratamento

Após o diagnóstico do cancro, os pacientes entram na fase de processamento, o que significa uma situação extraordinária e completamente nova nas suas vidas. As fases médicas individuais do tratamento e cada mudança no estado de saúde resultam em numerosas questões para os pacientes e os seus familiares para lidar com a doença. Lidar com o cancro é facilitado quando há abertura entre familiares sobre a situação em questão.

De acordo com os resultados do estudo das Directrizes S3, Psiconcologia em Pacientes Adultos com Cancro, a necessidade de informação dificilmente muda durante o curso do tratamento. Os mais frequentemente afectados mencionam uma necessidade de apoio para lidar com os receios sobre a progressão da doença e uma imagem corporal alterada. A depressão, mas também a esperança e o significado em lidar com a doença, e as preocupações com a família e o seu futuro são aspectos que são mencionados. O controlo sobre a própria vida e uma boa qualidade de vida são outros objectivos. Medo da dor e lidar com o esgotamento, questões sobre a morte, bem como problemas na vida quotidiana e na vida profissional, requerem um apoio especial de informação. Estas questões complexas requerem competências linguísticas especiais por parte dos enfermeiros de oncologia. As pessoas com cancro e os seus familiares precisam de poder falar sobre os seus medos (cf. Programa de orientação Oncológica, acedido: 05.05.2019).

Não só as competências de aconselhamento psicológico são exigidas aos enfermeiros de oncologia, mas também as recomendações de intervenção para os sintomas mais importantes do cancro requerem conhecimentos adequados. A gestão dos efeitos secundários e as suas medidas de apoio durante e após a quimioterapia são aspectos da consulta dos enfermeiros de oncologia. Os efeitos secundários mais comuns, tais como náuseas e vómitos, bem como fadiga e exaustão, perda de apetite e inflamação da mucosa oral, podem ser aliviados ou revertidos durante a terapia com medidas de apoio.

Além disso, muitos pacientes e os seus familiares já estão pré-informados através da Internet. Este é um dos novos desafios para a enfermeira oncológica, uma vez que os pacientes e os seus familiares já trazem muita informação da Internet para uma sessão de aconselhamento.

Fase 3: A fase de recuperação

Após a conclusão do tratamento, os pacientes são examinados a intervalos regulares, no sentido de um programa especial de acompanhamento. Estes controlos servem para assegurar que os efeitos secundários do tratamento, mas também uma recorrência da doença, possam ser detectados a tempo de intervir.

Estes check-ups causam grande ansiedade às pessoas afectadas. No contexto oncológico, os pacientes já estão muito ansiosos dias antes das suas consultas de controlo, uma vez que esperam maus resultados a qualquer momento. Estes receios de progressão são comuns entre os doentes e os seus familiares, e são por isso um desafio particular para os enfermeiros no contexto da oncologia. A sua tarefa é, entre outras coisas, falar com e apoiar as pessoas afectadas.

Estudos da Austrália e da Suécia mostram que a utilização de enfermeiros oncológicos nos cuidados de acompanhamento é equivalente à dos médicos em termos de segurança e complicações para várias doenças tumorais. Contudo, os pacientes ficam mais satisfeitos quando os enfermeiros oncológicos realizam os controlos de acompanhamento (cf. Zukunft der Onkologiepflege, 2018: 182).

Fase 4: A ocorrência de uma recaída

Se uma doença cancerígena for avançada, a estabilização do curso da doença é um objectivo primordial. Isto significa que, juntamente com os pacientes e os seus familiares, é conseguida uma melhor qualidade de vida através de uma gestão orientada da dor e dos sintomas. Nesta fase, o aconselhamento dos enfermeiros inclui não só intervenções para reduzir os efeitos secundários da quimioterapia, mas também o alívio de problemas psicológicos, sociais e espirituais. Ao contrário da altura do diagnóstico inicial, as pessoas afectadas têm uma riqueza de conhecimentos e uma ideia de como será o novo tratamento. O medo, a raiva e a incerteza dominam e podem levar a que os pacientes se tornem suspeitos e cépticos em relação aos prestadores de cuidados (cf. Hausmann 2014: 131f).

Fase 5: A fase terminal-paliativa

Esta última fase da vida inclui o cuidado dos doentes paliativos e o cuidado dos moribundos, uma parte importante das discussões no contexto oncológico entre os doentes, os seus familiares e as enfermeiras. Acompanhar e cuidar dos doentes e seus familiares nos últimos dias ou horas requer uma sensibilidade especial por parte dos prestadores de cuidados. Para muitos familiares é importante acompanhar ou estar perto do doente até à sua morte. Para que os familiares possam prestar o apoio adequado, são necessárias explicações preventivas adaptadas à situação e um aconselhamento competente por parte dos prestadores de cuidados.

2.4.2 O papel dos familiares no contexto oncológico

O diagnóstico de cancro também desencadeia um choque para os familiares. Os prestadores de cuidados no contexto oncológico vêem-nos muitas vezes apenas na sua função de prestadores de cuidados e parceiros de discussão dos pacientes. O que é ignorado é que os familiares também são afectados no sentido em que estão ameaçados com a perda de uma pessoa importante. Por conseguinte, faz sentido estar também disponível para os familiares como parceiro de discussão. As tarefas dos enfermeiros oncológicos no tratamento da doença não são apenas acompanhar os pacientes, mas também envolver activamente os seus familiares no processo da doença.

Durante a consulta médica e a preparação do plano de tratamento, é útil que os familiares possam estar presentes, com o consentimento da pessoa em questão.

Ao mesmo tempo, os próprios familiares são sobrecarregados. Precisam de apoio sobretudo através da discussão e do tratamento respeitoso da sua situação. Os familiares contribuem para permitir cuidados centrados no doente no contexto oncológico. Acompanham os pacientes aos seus exames ou durante a quimioterapia, o que os torna um grande apoio para os pacientes, mas também para os prestadores de cuidados no âmbito oncológico (cf. Die Osterreichische Krebshilfe, 2018: 24).

2.4.3 Estrutura e decurso de uma sessão de aconselhamento no "ambiente oncológico" hospitalar

Em princípio, o aconselhamento é orientado para o processo. Isto significa, entre outras coisas, que os enfermeiros no contexto oncológico são capazes de abordar directamente as dificuldades que são comuns entre os oncologistas (cf. Baumer, 2008: 343).

Cada conversa profissional no contexto oncológico requer um planeamento de factores externos e internos para o processo de comunicação. No hospital de cuidados primários descrito em Vorarlberg, são necessários os seguintes pré-requisitos para uma conversa de aconselhamento profissional entre as enfermeiras e os pacientes e os seus familiares:

- **Instalações**

Para a entrevista, é uma vantagem se houver uma entrevista especialmente equipada ou uma sala individual na enfermaria. Se isto não for possível e a entrevista tiver lugar numa sala partilhada, os colegas e visitantes devem ser convidados a abandonar a sala durante a duração da entrevista. Isto é necessário não só por razões de protecção de dados, mas também para que as pessoas em causa possam sentir-se seguras e sem serem perturbadas. O rádio, televisão e telefone são desligados para criar uma atmosfera calma e descontraída para a conversa. Uma placa na porta a dizer "*Por favor não entrar*" também pode ser útil.

Os colegas são informados para que o cuidador possa falar em paz (cf. Elzer/Sciborski, 2007: 195f).

- **Preparação de uma entrevista de aconselhamento oncológico**

A preparação de uma consulta oncológica depende de a enfermeira já ter podido estar presente na consulta médica. Isto é útil porque a enfermeira já recebeu algumas informações importantes sobre a terapia planeada, como por exemplo se é um tratamento adjuvante ou paliativo do cancro. Também já conhecem o paciente e familiares, o que pode ser um reforço da confiança quando se inicia uma conversa. A preparação inclui o plano terapêutico, a gestão dos efeitos secundários da quimioterapia e os procedimentos organizacionais mais importantes. Também faz sentido que a enfermeira planeie com antecedência uma consulta com os pacientes e os seus familiares, para que eles também se possam preparar. Isto é importante porque muitas questões surgem após o diagnóstico inicial e os pacientes e as suas famílias são incertos. Isto dá-lhes a oportunidade de escrever antecipadamente as perguntas e trazê-las para a discussão prevista (cf. Hausmann, 2014: 208).

- **Início de uma consulta de oncologia**

Ao iniciar uma sessão de aconselhamento, é importante ter uma posição sentada de pé e contacto visual com as pessoas em causa. Uma mesa redonda ou uma sessão em diagonal é mais confortável para todos os envolvidos durante o aconselhamento. Se o doente estiver deitado, o conselheiro e os familiares devem ser posicionados ao lado da cama com uma cadeira, para que todos os parceiros estejam ao mesmo nível dos olhos. O conteúdo e duração da sessão de aconselhamento são determinados no início, após o conselheiro se ter apresentado pelo seu nome. Com uma simples pergunta ao paciente, a enfermeira pode abrir a conversa, tal como: "*O que sabe sobre a sua consulta médica e o que não é claro para si?* A partir deste feedback, um cuidador experiente pode ver por onde começar para tornar o aconselhamento profissional um sucesso. Ouvir e parafrasear no início da discussão relaxa a situação entre os parceiros de discussão e ajuda o conselheiro a abordar a pessoa em questão de forma empática e apreciadora (cf. Hausmann, 2014: 208).

- **Conteúdo de uma sessão de aconselhamento oncológico**

O aconselhamento oncológico por enfermeiros inclui o curso do tratamento, bem como os efeitos secundários da terapia e da doença, tais como náuseas, vómitos, cansaço e fadiga, mas também perda de apetite e inflamação da mucosa oral. Os efeitos tardios da terapia podem ser queda de cabelo e polineuropatias. Além disso, são discutidas medidas preventivas com os doentes durante a terapia, mas também como se pode gerir a vida quotidiana. O apoio no relacionamento com os seus familiares, especialmente crianças, também faz parte do aconselhamento de enfermagem. A mediação com os diferentes parceiros da rede também faz parte dela, por exemplo o apoio ao cancro, apoio psico-oncológico, serviços sociais regionais e grupos de auto-ajuda no país. O conteúdo organizativo pode incluir as próximas consultas, exames planeados, mas também visitas adicionais ao médico de família. Nesta fase, o envolvimento de familiares é frequentemente muito útil, uma vez que podem acompanhar o doente durante os exames ou terapia e assim apoiá-lo. Mas também a informação e o correcto tratamento de medidas complementares estão disponíveis no aconselhamento de cuidados. Os termos pouco claros e as frases longas devem ser evitados. Os pontos que são importantes na conversa devem ser repetidos novamente (cf. Hausmann 2014, p. 208).

Também nem sempre é possível cobrir todo o conteúdo na primeira sessão de aconselhamento. A informação sobre questões pode ser transmitida de diferentes maneiras e complementada com brochuras e folhetos para que os doentes e os seus familiares tenham a oportunidade de lidar com a informação de forma mais intensiva, mesmo após uma sessão de aconselhamento. No entanto, é crucial dar tempo suficiente para perguntas, mas também para discussões emocionais durante a sessão de aconselhamento.

- **Encerramento de uma sessão de aconselhamento oncológico**

O fim da conversa é semelhante ao início, mais uma vez com uma pergunta à pessoa em questão: *"Posso imaginar que esta situação não seja fácil para si. Há mais alguma coisa que seria importante para si na conversa de hoje"? A* repetição das pedras angulares mais importantes do conteúdo do aconselhamento é também um passo para terminar uma conversa. Se o tempo fosse demasiado curto, deveria ser marcado outro encontro. Uma conclusão respeitosa e apreciadora é um pré-requisito para a pessoa em questão, mas também para os prestadores de cuidados no aconselhamento (cf. Hausmann, 2014: 208).

Para uma melhor compreensão desta investigação, o investigador descreveu em pormenor a consulta de enfermagem no âmbito da oncologia. Isto serve para proporcionar uma compreensão da escolha dos métodos para este processo de investigação na parte empírica desta tese.

3 Parte empírica

Este capítulo começa com uma introdução à investigação qualitativa. Segue-se uma descrição detalhada do procedimento metodológico. Cada um dos sub-capítulos começa com um tratamento teórico dos respectivos métodos, sendo depois dedicado à sua implementação prática, em que a teoria e a prática se sobrepõem em locais por uma questão de clareza.

3.1 Investigação qualitativa

A investigação qualitativa tem as suas raízes na filosofia e baseia-se nas ideias que pagam às humanidades. Estes últimos agarram o seu objecto como um todo e interpretam-no em vez de o medirem. A partir daqui pode deduzir-se que, para a investigação qualitativa, a realidade não consiste apenas em factos objectivamente mensuráveis. A realidade é entendida como sendo abordagens de investigação que lidam com pessoas e com a realidade que estas experimentam. O significado e as ligações que são criadas no decurso da interacção social estão em primeiro plano. A percepção subjectiva da realidade e da verdade não pode ser medida objectivamente, mas apenas através da compreensão subjectiva (cf. Mayer, 2014: 73).

Na investigação qualitativa, os fenómenos a pesquisar não são divididos em partes individuais e/ou retirados do contexto. A abordagem holística e subjectiva torna possível experimentar e compreender a experiência humana. Com a ajuda de instrumentos semi-padronizados ou não-padronizados, é realizada uma recolha de dados aberta. A avaliação de dados é um método interpretativo de descrições. O objectivo da investigação qualitativa é, portanto, formar teorias e conceitos (cf. Mayer, 2014: 74).

Devido à questão da investigação, o investigador desta tese decidiu utilizar uma abordagem de investigação qualitativa a fim de obter uma visão dos tópicos no contexto de uma sessão de aconselhamento de enfermagem do pessoal do serviço superior de cuidados de saúde e enfermagem no contexto oncológico. As experiências dos enfermeiros em situações de aconselhamento com doentes e seus familiares são experiências subjectivas das quais se obtêm conhecimentos. A perspectiva dos enfermeiros, a sua realidade e a sua experiência durante uma sessão de aconselhamento com os pacientes e os seus familiares no âmbito da oncologia são o foco desta investigação. Seis entrevistas com enfermeiros no ambiente oncológico são conduzidas e gravadas com uma máquina de ditado e com o IPAD. A transcrição textual, mas suavizada (isto é, em alto alemão) será analisada e avaliada com a ajuda da Grounded Theory (ver capítulo 3.2). O estudo foi realizado no campo da investigação directa de um departamento de oncologia num hospital de cuidados primários em Vorarlberg. Uma abordagem aberta e um guia de entrevista narrativa para recolha de dados descrevem o procedimento indutivo e teórico-desenvolvimentista deste trabalho de investigação. O objectivo desta investigação é experimentar, identificar e compreender questões básicas que surgem no contexto de uma sessão de aconselhamento de enfermagem num ambiente oncológico, bem como o foco nas dificuldades, obstáculos e o inesperado no contexto de uma sessão de aconselhamento.

A fim de desenvolver uma teoria relacionada com objectos nesta investigação, é utilizada uma teoria fundamentada no contexto da investigação qualitativa, que é descrita em mais pormenor na secção seguinte.

3.2 Introdução à Teoria Fundamentada

O estilo de investigação da teoria fundamentada pode ser classificado como hermenêutica da ciência social. Isto trata da compreensão e interpretação científica e quotidiana. O termo hermenêutica deriva do grego "hermeneuein" e significa afirmar, interpretar, ignorar. A compreensão dos padrões de comportamento humano refere-se à compreensão hermenêutica. O processo de compreensão é examinado e estruturado. Não se baseia numa teoria uniforme e universalmente aceite. A ideia básica deste processo de interpretação descreve o círculo hermenêutico. Isto implica que só se pode compreender um texto se já estiver presente um certo pré-entendimento. A compreensão ganha com o texto tem assim um efeito sobre a compreensão anterior, que é constantemente alargada. Isto resulta num movimento espiral de conhecimento através de um movimento circular repetido entre pressupostos a priori (pré-entendimento) e os fenómenos no campo da investigação. O círculo hermenêutico significa assim que a compreensão das partes resulta do todo, e a compreensão do todo resulta das partes (cf. Lamnek/Krell, 2016: 71ff).

Para o investigador deste estudo, isto significa que com cada processo de leitura, a compreensão do texto como um todo e nas suas declarações individuais melhora. Uma característica essencial do desenvolvimento criativo do conhecimento é a alternância entre "dois mundos", nomeadamente a acção prática e a reflexão (cf. Breuer, 2010: 46ff).

Strauss descreve o processo de investigação em espiral como iterativo-cíclico, que serve o desenvolvimento do conhecimento. Um contínuo vai e vem entre a recolha de dados, a codificação e a construção de teorias alternadas em diferentes sequências. Saltos, tais como uma atenção renovada ao material já codificado com um fundo de foco diferente, são úteis (cf. Breuer et al, 2009: 55).

Strauss e Glaser referem-se ao processo de avaliação ou interpretação de texto como codificação, o que significa quebrar e conceptualizar os dados gerados. Todas as ocorrências que parecem relevantes são nomeadas, explicadas e discutidas nos dados. A fim de desenvolver uma teoria a partir dos dados em bruto, o investigador pode fazer uso de três tipos de codificação - codificação aberta, axial e selectiva (ver capítulo 3.5.3). No final do processo de codificação, o pesquisador recebe uma lista de conceitos (cf. Bohm, 1994: 126f).

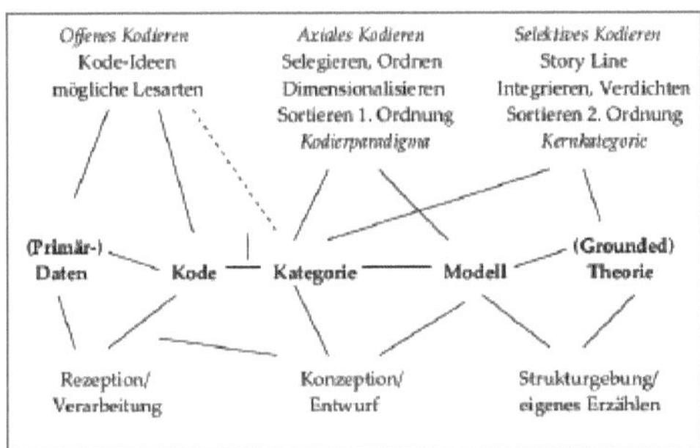

Figura 4: Processo de codificação em ordem sistemática (cf. Breuer et al., 2009: 76)

A figura acima mostra que o processo de codificação deve ser entendido como uma constante para trás e para a frente, para a frente e para trás entre a recolha de dados, a formação de conceitos e testes de modelos, bem como uma reflexão final (cf. Breuer et al, 2009: 69).

Glaser e Strauss salientam que os dados devem ser recolhidos e analisados simultaneamente. Isto significa que já após a primeira entrevista com o inquirido, e as primeiras observações de campo pelo investigador, esta investigação do processo de análise foi iniciada. Isto significa que as seguintes interpretações e observações são efectuadas com base em questões e hipóteses analíticas sobre categorias e suas relações (Glaser/Strauss, 1998: 52ff).

O processo central da teoria fundamentada envolve o desenvolvimento da teoria através da formação de conceitos, que tem lugar com base na análise de dados (codificação) de acordo com um modelo de conceito-indicador. Os fenómenos visíveis do quotidiano são vistos como indicadores de conceitos gerais subjacentes e invisíveis. Este processo, a que Glaser e Strauss chamam *"o método de comparação constante"*, é dedicado à compreensão, interpretação e interpretação de dados experimentais, e é traduzido como construção de teoria baseada em objectos (cf. Breuer, 2010: 53ff).

O estilo de pesquisa da Grounded Theory foi desenvolvido nos anos 60 pelos sociólogos americanos Barney Glaser e Anselm Strauss e mais tarde continuado por Strauss e Juliet Corbin. A teoria fundamentada é aplicada a disciplinas da acção humana em sociologia, psicologia e pedagogia. Portanto, este estilo de investigação é adequado quando é necessária uma compreensão mais profunda de volumes de texto maiores, mas também quando novos contextos e considerações, bem como recomendações de acção para uma área temática são derivadas dos textos. Strauss e Corbin também recomendam uma teoria fundamentada para experimentar novas formas de pensar sobre uma área problemática (cf. Strauss/Corbin, 1990: 12; citado em: Bohm, 1994: 123).

Isto significa que o objectivo do trabalho em teoria fundamentada é geralmente específico do campo. O objectivo não é formar teorias e modelos universalmente válidos, mas uma teoria fundamentada desenvolvida com base nos dados está sempre relacionada com o fenómeno em investigação (cf. Bohm, 1994: 121).

A lógica de investigação da teoria fundamentada é que todas as etapas de trabalho decorrem em paralelo e influenciam-se umas às outras produtivamente. Isto significa que através deste paralelismo das etapas de trabalho, já podem ser feitas declarações e produzidos resultados com a análise do primeiro caso. Portanto, faz sentido escolher o primeiro caso a ser analisado com cuidado, uma vez que tem uma grande influência no processo de construção do teor.

Strauss e Corbin sublinham o factor da criatividade na teoria fundamentada. Isto inclui uma contribuição criativa dos próprios investigadores, que é entendida como uma contribuição subjectiva para o processo de investigação. Para evitar "excedentes" subjectivos, Strauss recomenda a organização da investigação como um processo colectivo em que os investigadores se complementam (cf. Strubing, 530-532; citado em Bauer/Blasius, 2018).

Assim, a tarefa do investigador é transformar os conhecimentos e incidentes em categorias relevantes. Estes constituem a principal fonte de toda a teorização significativa (cf. Glaser/Strauss, 1998: 255ff).

O termo "teoria fundamentada" refere-se assim ao processo e aos resultados, bem como a uma acção de investigação sem problemas e às teorias produzidas no processo. Isto significa que a teoria fundamentada pode ser utilizada para responder a questões específicas e predominantemente de investigação que têm a ver com uma acção ou um processo. A teoria fundamentada é particularmente adequada ao estudo de fenómenos em que a experiência pessoal é importante. A questão da investigação deve proporcionar a flexibilidade e liberdade necessárias para investigar um fenómeno em profundidade (cf. Strauss/Corbin, 1996: 22).

Do ponto de vista da investigadora, a teoria fundamentada é adequada para responder à sua pergunta de investigação, pelo facto de se tratar do processo de uma entrevista de aconselhamento de enfermagem num contexto oncológico e das suas dificuldades. As questões em teoria fundamentada têm sempre uma orientação para a acção e o processo (Strauss/Corbin, 1996: 23).

A perspectiva dos enfermeiros, a sua realidade e a sua experiência durante uma entrevista de aconselhamento de enfermagem com pacientes e seus familiares no âmbito da oncologia são o foco deste trabalho de investigação. As experiências pessoais dos membros do pessoal são experiências subjectivas a partir das quais se obtêm conhecimentos para a entrevista de aconselhamento de enfermagem no contexto oncológico.

3.3 Amostragem e amostragem aleatória

Este capítulo é dedicado aos antecedentes teóricos da amostragem na investigação qualitativa. Discute também como a amostragem e a selecção da amostra são implementadas no presente estudo.

3.3.1 Contexto teórico da amostragem e amostragem aleatória

No estilo de investigação da teoria fundamentada, a amostra é escolhida de forma a acompanhar o processo, dependendo do respectivo estado de desenvolvimento do próprio conhecimento e da teoria. Isto significa que são seleccionadas armadilhas, variações e contrastes que expandem e enriquecem o conhecimento sobre o objecto de investigação, mas também o asseguram e consolidam. Os conhecimentos teóricos alcançados em cada caso são a base para futuras decisões do investigador. O tamanho da amostra é relativamente pequeno porque a recolha e processamento de dados qualitativos é muito demorado e o foco está no desenvolvimento e diferenciação de teorias (Breuer et al, 2009: 58).

Segundo Strauss, "a *sensibilidade teórica*[1] refere-se às qualificações do investigador. No início de um projecto de investigação, as competências são mais ou menos pronunciadas e desenvolvem-se ainda mais durante o compromisso. Uma atitude de auto-consciencialização, atenção social, bem como precisão e diferenciação linguística, são vantajosas. A procura e o desenvolvimento da sensibilidade teórica podem ser feitos pelos investigadores através do envolvimento com literatura de diferentes géneros de texto. A auto-reflexão e reflexão contínua sobre os temas, mas também a própria experiência profissional, são pré-requisitos para lidar com o material de investigação. (cf. Breuer et al., 2009: 59f).

As experiências e observações pessoais do investigador nos cuidados diários de enfermagem mostram que os membros do pessoal têm medo de perguntas sem resposta durante o aconselhamento. Mas também a falta de competência profissional tem um efeito na concepção de uma consulta de enfermagem e na relação com o paciente. A rotina diária de enfermagem também deixa pouco tempo para uma consulta de enfermagem detalhada. A falta de estruturas normalizadas de aconselhamento de enfermagem profissional leva a que os membros do pessoal concebam o aconselhamento de enfermagem de forma intuitiva. Estes preconceitos existentes levam a investigadora a centrar a sua atenção no aconselhamento de enfermagem no âmbito da oncologia. Referindo-se ao círculo hermenêutico, o investigador assume que o aconselhamento profissional em enfermagem só é possível quando as questões, obstáculos e dificuldades dos membros do pessoal no aconselhamento de enfermagem no contexto oncológico são reconhecidas e compreendidas. Glaser e Strauss descrevem que o investigador tem conhecimentos anteriores que provêm da sua experiência pessoal, experiência de investigação e conhecimento da literatura (cf. Strauss, 1998: 48).

A utilização de exemplos e ocorrências, assim como eventos, acções e populações, que são guiados pela teoria em desenvolvimento, é chamada *amostragem teórica* e é utilizada para fazer comparações (cf. Strauss, 1998: 49).

A recolha de dados ou "*amostragem teórica*" não está planeada a médio ou longo prazo, mas baseia-se em pontos relevantes do processo de investigação. Isto significa que certos conceitos são significativos para os investigadores porque ocorrem repetidamente na comparação ou não aparecem de todo. O objectivo é seleccionar eventos e ocorrências que são indicadores de categorias, suas propriedades e dimensões (cf. Strauss/Corbin, 1998: 149; cf. Glaser/Strauss, 1998: 118).

A decisão sobre quais os dados que devem ser recolhidos primeiro e qual a direcção que a recolha de dados deve tomar não pode, portanto, ser planeada (cf. Glaser/Strauss, 1998: 55).

A "*saturação teórica*" é conseguida através de dados significativos. Os dados completos não revelam quaisquer outros novos conceitos, categorias, características e dimensões. Devido ao tempo limitado de investigação deste estudo no âmbito da sua tese de qualificação, só é possível ao investigador derivar uma teoria de médio prazo a partir das categorias obtidas após a conclusão da recolha e análise dos dados.

3.3.2 Amostragem e amostra do estudo

A discussão sobre quais os inquiridos que devem ser incluídos na amostra e porquê, bem como a apresentação da amostra, são definidos na secção seguinte.

A selecção das pessoas a testar para este estudo teve lugar durante o processo. A investigadora, no seu papel de gestora a longo prazo de um departamento de oncologia, fez uma selecção direccionada dos seus funcionários do serviço sénior de cuidados de saúde e enfermagem no âmbito da oncologia de um hospital de cuidados primários, que tinham uma vasta experiência e um amplo espectro de conhecimentos, mas também assuntos que apenas tinham adquirido pouca experiência no âmbito da oncologia. O investigador conduziu a primeira entrevista com um membro do pessoal que tem muitos anos de experiência profissional e completou uma formação complementar em oncologia de acordo com o §64 GuKG. Isto porque ela assume que muitos anos de experiência profissional e formação oncológica de acordo com o §64 GuKG fornecerão informações diferentes na entrevista em comparação com um inquirido com pouca experiência profissional. O investigador assume que cada caso do campo de investigação contribuirá de alguma forma para a teoria do assunto. Holloway e Wheeler descrevem a *amostragem propositada* como a proposta de seleccionar uma amostra que selecciona/fornece deliberadamente para pessoas que têm conhecimento do campo de investigação e podem fornecer informações diferentes sobre o fenómeno em investigação (Holloway/Wheeler, 2010: 138).

O quadro seguinte dá uma descrição detalhada das pessoas que foram testadas:

Entrevista parceiro/idade	Expertjnnen	Formação adicional	Definição do Formação adicional
IP 1/48a Pré-teste	DGKS	sim	Formação complementar em enfermagem de aromas em conformidade com a secção 64 do GuKG
IP2/46a	DGKS	sim	Formação complementar em enfermagem oncológica de acordo com § 64 GuKG
IP 3/50a abortado	DGKS	não	
IP 4/23a	DGKS	não	
IP 5/30a	DGKS	não	
IP6/47a	DGKP	sim	Formação complementar em enfermagem oncológica de acordo com § 64 GuKG
IP 7125a	DGKS	sim	Mais formação em orientação prática de acordo com § 64 GuKG
IP 8/46a	DGKS	sim	Formação complementar em gestão da dor (Enfermeira da Dor) de acordo com §64 GuKG '

Quadro 1: Quadro geral dos participantes da entrevista (idade/ título do trabalho/formação adicional/nome da formação adicional)

O quadro mostra que quatro em cada seis pessoas do teste completaram a formação adicional de acordo com § 64 GukG. Duas das pessoas do teste completaram a formação em enfermagem oncológica e uma pessoa do teste completou a formação como enfermeira da dor. Além disso, é evidente que não só os membros mais velhos e experientes do pessoal do serviço superior de cuidados de saúde e enfermagem completaram a formação complementar, mas também um respondente com pouca experiência no contexto oncológico já completou a formação complementar como supervisor da prática.

No procedimento seguinte, os inquiridos seleccionados foram informados sobre o procedimento do estudo. Todas as seis entrevistas foram agendadas entre Março e Maio de 2019. O formulário de consentimento para a entrevista foi assinado antes do início da entrevista. O investigador garantiu que as entrevistas fossem transcritas e analisadas em tempo útil. Isto permitiu que a validade dos conceitos resultantes fosse testada para novas entrevistas. Isto está de acordo com a teoria teorizante ancorada na teoria fundamentada. As notas de campo do investigador e as observações dos sujeitos foram incluídas no edifício teórico.

3.4 Recolha de dados

A primeira fase do processo de investigação consiste em elaborar o seu próprio pré-entendimento e pré-conceitos sobre a área temática. Métodos úteis são brainstorming e discussões no grupo, mas também a leitura de literatura relevante. O investigador deste estudo esboçou antecipadamente um mapa mental com os membros do pessoal do serviço superior de cuidados de saúde e enfermagem, que não participaram no estudo, num animado intercâmbio e com a ajuda destes tópicos criou a directriz narrativa como apoio para a entrevista:

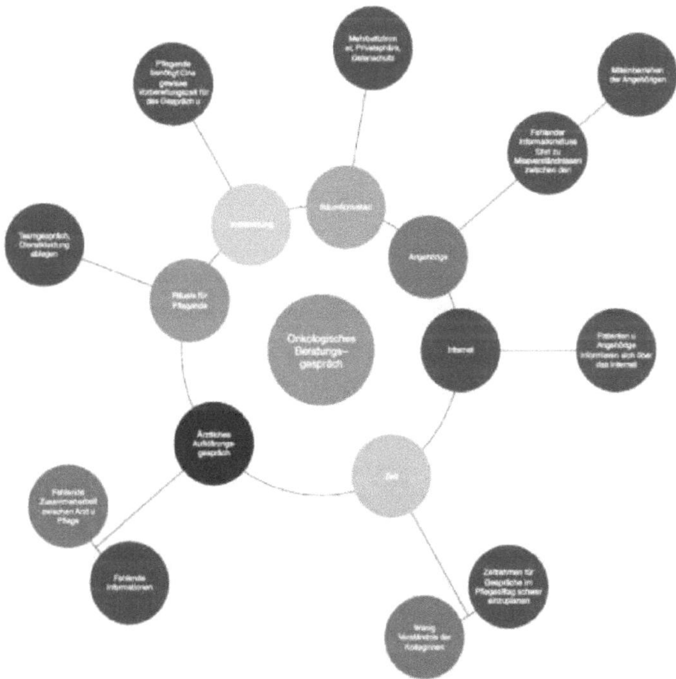

Figura 5: Mindmap (representação própria)

O investigador deste estudo decidiu realizar uma entrevista guiada narrativa com seis membros do pessoal sénior do serviço de saúde e de enfermagem no âmbito da oncologia de um hospital de cuidados primários. Além disso, é mantido um protocolo de observação durante as entrevistas. Isto inclui observações das pessoas do teste, mas também o próprio estado de espírito do investigador durante as entrevistas. No contexto da investigação, a cooperação diária do investigador na vida quotidiana da ala foi outro acesso importante ao campo da investigação. Ao longo do processo de investigação, foram tomadas notas de conversas com o pessoal da ala que não participou na investigação.

3.4.1 A entrevista guiada narrativa

As entrevistas conduzidas pelo investigador são descritas como entrevistas guiadas narrativas, que foram realizadas frente a frente com seis membros do pessoal do serviço sénior de saúde e enfermagem no âmbito da oncologia num hospital de cuidados primários em Vorarlberg. As características são a proximidade à vida quotidiana, abertura em termos de conteúdo e flexibilidade na condução da entrevista, mas também na escolha dos temas.

O chefe do serviço de enfermagem e o chefe do departamento, bem como os seis entrevistados, foram previamente informados sobre a situação inicial, os objectivos e o procedimento durante a entrevista.

- Execução

Antes das entrevistas, o formulário de consentimento escrito foi entregue aos inquiridos e foi-lhes dada a oportunidade de responderem a quaisquer perguntas que surgissem. Foram também informados de que poderiam terminar a entrevista a qualquer momento sem dar um motivo. As entrevistas iniciaram-se com um alerta narrativo. Foi pedido aos entrevistados que contassem sobre determinadas situações e como as vivenciam. O ambiente durante as entrevistas foi pessoal e coerente. Uma atmosfera relaxada facilitou o enviesamento inicial entre o investigador e o inquirido. O curso da entrevista foi flexível, de modo a permitir uma

para poder assegurar um fluxo de discurso sem entraves por parte dos entrevistados. A entrevista poderia ser orientada por perguntas de manutenção e perguntas de seguimento com pontos focais temáticos, que o investigador utilizou como instrumento de apoio para as entrevistas. Este guia deu confiança ao investigador no início das entrevistas, uma vez que alguns dos inquiridos sentiram um pouco de incerteza no início das entrevistas e o fluxo narrativo poderia assim ser melhorado. A versão completa da entrevista guiada narrativa pode ser encontrada no apêndice.

O investigador conduziu uma entrevista de pré-teste com um respondente. A entrevista foi conduzida na casa do inquirido, pois este ainda não sabia como utilizar o dispositivo de gravação e o guia de entrevistas narrativas de apoio. De acordo com o inquirido, sentiu-se mais relaxado em ambientes familiares. O dispositivo de ditado e a função de gravação do IPAD permitiram uma gravação e reprodução da entrevista sem problemas. O nervosismo da pessoa/banda teste poderia ser reconhecido pela voz forte no início da entrevista. Durante a entrevista, a voz tornou-se normal e mais suave. A duração da entrevista de 44 minutos no pré-teste mostrou que a concentração do inquirido e do investigador estava atrasada. Isto significou que as entrevistas seguintes duraram entre 16 a 35 minutos e os próprios sujeitos puderam iniciar o fim.

Duas das seis entrevistas tiveram lugar em quartos vazios na enfermaria do hospital de cuidados primários, pois este era o local menos provável de ser perturbado por colegas ou outros pacientes. Também não foram possíveis chamadas telefónicas indesejadas nas salas, o que poderia interromper a entrevista. As outras quatro entrevistas foram realizadas no gabinete do director da ala ou do investigador. Isto, por sua vez, levou uma inquirida a dizer que se sentia um pouco desconfortável por se ter sentido como um "exame". Contudo, todos os inquiridos apareceram para a entrevista pré-agendada de boa vontade e com um humor positivo. Após a conclusão das entrevistas, as etapas seguintes da investigação foram explicadas aos inquiridos.

- Transcrição

As entrevistas foram gravadas e transcritas utilizando uma máquina de ditado e um IPAD. A transcrição das entrevistas foi iniciada imediatamente após a primeira entrevista, de modo que a análise dos dados foi iniciada paralelamente ao inquérito no sentido de um processo de investigação circular (cf. Strauss/Corbin, 1996: 8).

A transcrição das entrevistas foi realizada por funcionários da empresa certificada UniChamp GmbH em Viena. O investigador decidiu utilizar regras de transcrição simples. A transcrição foi feita em alemão escrito, o dialecto foi na sua maioria suavizado. A linguagem quotidiana, incluindo a gramática defeituosa, foi retida e transcrita literalmente. As seis entrevistas foram pseudónimas e numeradas IP 1-8. Foram realizadas um total de oito entrevistas, uma das quais foi utilizada como pré-teste e outra que foi terminada e destruída a pedido do respondente. A duração das seis entrevistas variou de 16 a 35 minutos. A entrevista transcrita foi distribuída a todos os sujeitos.

3.4.2 O protocolo de observação durante as entrevistas

Foi mantido um protocolo de observação durante as entrevistas. Isto inclui observações das pessoas do teste, mas também o próprio estado de espírito do investigador durante as entrevistas.

O registo de observação do investigador mostra que, durante as entrevistas, quatro em cada seis sujeitos responderam muito bem à prontidão de contar a história. Uma entrevista foi terminada a pedido do respondente. Um respondente estava muito nervoso durante toda a entrevista. A investigadora relaciona isto com o seu papel simultâneo de chefe de ala e investigadora, o que teve um efeito inquietante sobre o inquirido. Além disso, pôde observar que no início da entrevista, as pessoas do teste foram muito deliberadas e lentas nas suas palavras, mas depois de pouco tempo, surgiu um curso de conversa fluente e descontraído. As vozes dos sujeitos eram mais fortes, mais altas e nervosas no início, mas no decurso da entrevista o seu tom e voz mudaram e tornaram-se mais calmas e equilibradas. Estas observações foram registadas por escrito após cada entrevista.

O extracto seguinte contém a documentação das observações feitas pelo investigador durante a entrevista:

IPS 46a	prontamente positivo sobre a PI	Entrevista tem lugar no BuroderSL	Fluente na conversa. IP orientada para soluções, empatia, falta de formação, escassez de médicos, salas com várias camas, segurança.	Terminado após 34 minutos, quase nenhum tema chave foi concluído - curso autónomo da conversa, interesse nos resultados da investigação e transcrição

Figura 6: Protocolo de observação - representação própria (IP=parceiro de entrevista/acordo/concordos/características especiais/conduzidas/após a entrevista)

Todos os seis respondentes foram positivos e interessados na entrevista. O investigador foi capaz de manter contacto visual com todos os sujeitos durante as entrevistas.

Para o investigador, as longas pausas nas entrevistas foram irritantes. A investigadora também cita o facto de ter intervindo demasiado depressa nas pausas durante as duas primeiras entrevistas. As entrevistas subsequentes poderiam ser conduzidas com mais rotina e confiança por parte do entrevistador.

3.4.3 Memos e diagramas

O curso do processo de investigação pode ser registado sob a forma de memorandos e diagramas. Os diagramas são representações gráficas ou imagens visuais de relações entre conceitos, enquanto os memorandos são a forma escrita de pensamento abstracto dos dados (cf. Strauss/Corbin, 1998: 169f).

Strauss/Corbin descreve memorandos e diagramas como o produto do raciocínio indutivo e dedutivo sobre as categorias e as suas propriedades e dimensões. Além disso, as suas relações e variações, processos e a matriz de condições (cf. Strauss/Corbin, 1998: 169).

Os memorandos são relatórios que registam progressos mas também pausas durante um processo de investigação. Isto actualiza os resultados da codificação e estimula novos processos de codificação para que uma teoria possa ser integrada. Estes protocolos de análise escritos referem-se à elaboração da teoria (cf. Strauss, 1998: 50; Strauss/Corbin 1998: 54).

A fim de acompanhar os textos durante a análise, é útil escrever memorandos. O investigador utiliza memorandos teóricos para este estudo. Tornam possível o reconhecimento de interligações passo a passo. Com a ajuda de tabelas, que foram feitas para codificar os dados, as primeiras designações e sobreposições puderam ser documentadas. Os conceitos definidos poderiam, assim, ser verificados uma e outra vez para verificar o seu significado. Foi também necessário renomear os conceitos várias vezes e fazer aditamentos e supressões. Por razões de melhor legibilidade, os memorandos utilizados só estão disponíveis para o investigador e não são citados neste artigo.

3.5 Análise de dados

O conteúdo deste capítulo descreve o método utilizado para analisar os dados. Cada um dos sub-capítulos começa com uma discussão teórica dos métodos e depois passa à sua implementação prática, com sobreposição de teoria e prática em locais para facilitar a compreensão.

3.5.1 Contextualização teórica dos métodos de codificação

A análise do material de dados disponível baseia-se numa teoria fundamentada. A teoria a ser desenvolvida deve ter o maior estímulo possível, só então é possível desenvolver novos caminhos de pensamento. Glaser apoia os investigadores nesta fase com os seus conceitos teóricos de enquadramento que podem ser utilizados para a codificação. Estas famílias codificadoras contêm uma série de conceitos semelhantes. As famílias de codificação permitem ao investigador reflectir e diferenciar a questão da investigação. O princípio de comparação no processo de avaliação é o de procurar semelhanças e diferenças. A avaliação já começa com os primeiros dados recolhidos. Um conceito só encontrará o seu caminho para o resultado do estudo se aparecer repetidamente nos documentos estudados. Isto significa que não se pode determinar antecipadamente o que deve ser examinado em pormenor, mas depende da avaliação anterior. É portanto crucial para o investigador que o fenómeno seja investigado no maior número possível de contextos diferentes, o que permite uma vasta gama de comparações (cf. Bohm, 1994: 124-126).

Através da repetição cíclica da codificação e da escrita de memorandos, bem como da recolha intencional de novos dados e do envolvimento com os dados existentes, formam-se novas hipóteses a partir da informação e através dos conceitos e categorias que surgem, a teoria em desenvolvimento torna-se cada vez mais densa.

A Strauss visualiza o processo de investigação da seguinte forma:

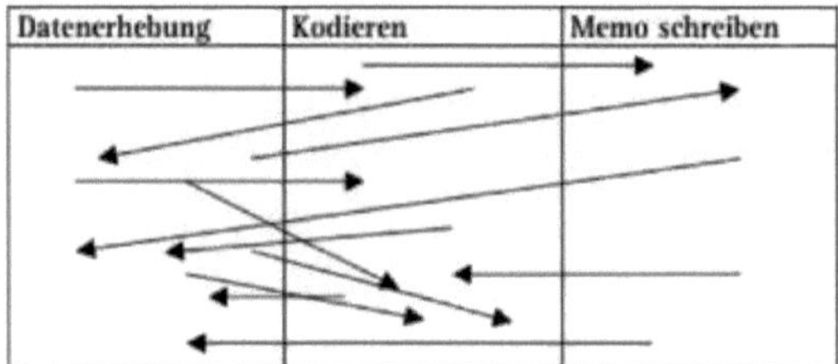

Figura 7: Fases da investigação (cf. Strauss, 1994, n.d.)

Fundamental para todo o processo de codificação é o modelo de indicador de conceito. Strauss descreve isto na medida em que os indicadores empíricos são dados concretos, tais como comportamentos e eventos observados ou descritos em textos de entrevistas, dos quais o investigador deriva conceitos. Ao comparar os indicadores, formam-se categorias (cf. Strauss, 1998: 54).

3.5.2 Implementação da análise de dados

A codificação teórica é o processo central de interpretação na teoria fundamentada. "Código" é um termo do procedimento de avaliação e denota um conceito nomeado. Estes conceitos preliminares tornam-se mais numerosos e abstractos no decurso da avaliação. Strauss já descreve estes conceitos diferenciados como categorias. A codificação significa o exame analítico e o desenvolvimento de passagens de texto que são reconhecidas como indicadores de um conceito. Isto resulta em listas de conceitos e textos explicativos para o processo de investigação. A fim de manter uma visão geral durante a avaliação dos textos, é útil escrever memorandos teóricos. No decurso do processo de investigação, são desenvolvidas hipóteses sobre a forma como as categorias podem ser ligadas entre si. O trabalho de equipa no processo de investigação impede a unilateralidade e pode acelerar o processo de aquisição de conhecimentos (cf. Bohm, 1994: 124-126).

A investigadora deste estudo esboçou antecipadamente um mapa mental com os membros do pessoal do serviço superior de cuidados de saúde e enfermagem, que não participaram no estudo, num animado intercâmbio e com a ajuda destes tópicos, acelerou o processo de investigação e tentou reduzir a unilateralidade (ver figura 5: mapa mental).

3.5.3 Procedimento de codificação

Codificação é o termo utilizado para descrever o processo de análise em teoria fundamentada. A rotulagem de passagens de texto refere-se a todo o processo de análise, cujo objectivo é a construção da teoria. Por detrás do processo de análise está o método de comparação constante. Há uma constante interacção de selecção, análise e construção de teorias. Consequentemente, codificar significa obter respostas preliminares ou hipóteses sobre categorias e as suas inter-relações. O resultado desta análise é um código que denota um conceito preliminar (cf. Strauss, 1998: 48).

Este conceito torna-se mais diferenciado e abstracto no decurso da avaliação, e é referido como uma categoria. Bohm descreve a codificação como codificação ou tradução de dados, e envolve a nomeação e explicação mais detalhada de conceitos (cf. Bohm, 2000: 476).

Strauss distingue três modos de codificação e divide-a em codificação aberta, axial e selectiva (cf. Strubing, 2018: 535; citado em Bauer/Blasius, 2018).

3.5.3.1 Codificação aberta

Esta é a decomposição analítica dos dados com o objectivo de conceptualizar dados e fenómenos que ocorrem no texto. As passagens de texto são activamente examinadas com perguntas de apoio e marcadas com um código. Estes códigos atribuídos podem ser utilizados para procurar especificamente outras passagens de texto que contenham fenómenos semelhantes ou contrastantes (cf. Strubing, 2018:

535; citado em Bauer/Blasius, 2018).

A entrevista com as pessoas do teste começou com um alerta narrativo: "*Por favor, descreva-me como se sente durante uma sessão de aconselhamento com os seus pacientes oncológicos e os seus familiares? Como experimenta a relação entre familiares e doentes? Que situações lhe vêm à cabeça quando tem conversas com os pacientes e os seus familiares?*

O investigador utiliza o seguinte exemplo para mostrar as etapas de codificação aberta nesta investigação:

33-35	A...se tem alguma preparação agora...como é que entra na conversa...? IP4:... para ir buscar o doente onde ele se	Início de uma conversa de aconselhamento	
39-43	encontra. ...o um é só na troca, o único está cheio de ódio, o único está cheio do porquê, no medo, ...apanhar, na fase em que ele só está ... o que é muito mau para mim, quando	Empatizar com o doente	Interpessoal Construção de relações
44'45	agora estou lá com o meu Eu vou aqui, fico ao pé da cama, sacudo-a e volto para trás.	Abordagem racional na Entrevista de aconselhamento	Estrutura e processo de uma entrevista de aconselhamento
45-48	...em primeiro lugar, iniciar uma conversa e não se trata de efeitos secundários, efeitos, ...mas como é que o Tudo começou,...	Hacking no conhecimento prévio do Pacientes	Holismo, humanista Conceitos consultivos
51-52	... o que considero sempre óptimo, envolvendo familiares, porque é também muita informação.	Lidar com familiares	Comunicação e interacção nos cuidados de saúde
53'55	... quando as emoções surgem numa conversa, não há certo, não há errado, eu decido que, nesse momento, estou simplesmente dentro desse momento como um ser humano... ... Permitir as emoções, apoiar isso, dar		
57-63	tempo,... Deixei-o afundar-se e estou calado durante alguns segundos...	Acção intuitiva com emoções	Auto-cuidado e resiliência de

Figura 8: Exemplo de codificação aberta - representação própria
(A=entrevistador/IP=entrevistado/por escrito/indicador/conceito)

O exemplo mostra como o investigador derivou indicadores das passagens de texto e depois definiu os primeiros conceitos. Uma lista completa dos conceitos recolhidos pode ser encontrada no apêndice.

Os conhecimentos de base dos muitos anos de experiência profissional do investigador são utilizados na codificação aberta do campo em estudo para nomear os diferentes aspectos e características do fenómeno em estudo. Para uma codificação aberta, a procura de códigos in vivo é favorável, uma vez que são interpretações coloquiais dos fenómenos a partir do campo de estudo directo. A redacção de memorandos é útil durante as fases de codificação, pois são necessários para a posterior estruturação da avaliação (ver capítulo 3.4.3). As categorias tradicionais tais como idade, educação e experiência dos inquiridos ainda não são relevantes na codificação aberta nesta pesquisa. A organização destes resultados iniciais já permite ao investigador ver que conceitos são importantes para a questão da investigação e precisam de ser analisados com mais profundidade.

Codificação Aberta - Conceitos	Entrevistados (IP)
Proximidade/Distância/Delimitacão	IP2.4.6.8
Gestão de doenças no cancro	IP 2
Rituais após a conclusão de uma sessão de aconselhamento de	1P2Л5Л8
Privacidade e Intimidade através de Circunstâncias Físicas	IP 2, 4, 7, 8
Condições de enquadramento do aconselhamento profissional	IP2,4,5,6,7,8
Processo de aconselhamento	IP 5
Experiências, Experiências e	IP 2. 4. 5. 6. 7, 8
Perturbacões de comunicacão	IP 4. 5
Conflitos na comunicação com familiares	IP 5
Relação interpessoal	IP 5
Aconselhamento de qualidade.	IP 4. 5
Conhecimentos prévios na área de Comunicação/aconselhamento nos	IP 7

Figura 9: Excerto de conceitos em codificação aberta (representação própria)

Através desta atribuição de códigos, os dados tornam-se "indicadores" e denotam um conceito subjacente. Ao comparar constantemente os códigos, os conceitos teoricamente relevantes são condensados. Numa nova etapa de codificação, estes conceitos tornam-se categorias e resultam numa categoria central que pode ser relacionada com todas as outras categorias que foram identificadas. A isto chama-se o modelo de indicador do conceito, que se baseia no princípio da indução (Mey/Mruck, 2007: 25).

Isto leva ao próximo passo no processo de codificação, "codificação axial" (cf. Bohm, 1994: 128f).

3.5.3.2 Codificação axial

A codificação axial é utilizada para refinar e diferenciar conceitos existentes que foram formados durante a codificação aberta. Utilizando os conceitos que surgiram durante a codificação aberta, o investigador identificou as seguintes categorias preliminares, centrais e significativas:

- **Categoria 1**: *Perto e longe*

- **Categoria 2**: *Procedimento e estrutura*

- **Categoria 3**: *Papel e atitude*

- **Categoria 4**: *Conhecimento prévio*

Os nomes destas categorias preliminares são em parte designações próprias, em parte "códigos in - vivo", estes são termos e designações emprestados das entrevistas (cf. Strauss/Corbin, 1996: 49f).

Cada uma das quatro categorias principais *"Proximidade e Distância"*, *"Processo e Estrutura"*, bem como *"Papel e Atitude"* e *"Conhecimentos Prévios"* têm sub-categorias, que por sua vez contêm um número de sub-unidades, as chamadas dimensões. As subcategorias existentes também estão relacionadas entre si. Para uma melhor compreensão dos resultados da investigação, o investigador dá exemplos e citações do material de dados das entrevistas realizadas.

Strauss/Corbin referem-se à classificação de conceitos que são comparados entre si e referem-se a um fenómeno semelhante como uma categoria. Este agrupamento de conceitos é a base de uma categoria (cf. Strauss/Corbin, 1998: 43).

No passo seguinte da codificação axial, o investigador descreve as relações entre uma categoria e os aspectos formais e substantivos a ela relacionados, ou seja, como os conceitos individuais estão relacionados entre si. A codificação axial implica fazer comparações fazendo perguntas sobre os dados (cf. Strauss/Corbin, 1996: 86).

- **Categoria 1: Proximidade e distância na entrevista de aconselhamento de enfermagem**

Como é que os prestadores de cuidados lidam com o stress nas sessões de aconselhamento oncológico? Que estratégias utilizam para se aliviarem a si próprios? Como é que se distinguem nas sessões de aconselhamento? Como é que lidam com a doença?

Os conceitos que se seguem referem-se à categoria 1:

- Delimitação de quase-dislance (IP2)
- Higiene mental (IP2)
- Toque com cuidado (IP2)
- Privacidade e intimidade em condições espaciais (I P2)
- Condições de enquadramento da orientação profissional (IP2)
- Lidar com o cancro (IP2)
- Estratégias de cópia dos prestadores de cuidados (I P2)

-   Auto-cuidado e resiliência dos prestadores de cuidados no contexto oncológico (IP4)
-   Próximo/à distância (IP4)
-   Imagens humanas e valores no cenário oncológico (IP4)
-   Auto-cuidado (IP4)
-   No final da conversa, apertem as mãos, façam um ritual de libertação da respiração (IP4).
-   Resumir a conversa com o colega de equipa (IP5)
-   Gestão de doenças (I P5)
-   Proximidade/Distância/Limitação (IP5)
-   Estratégias de cópia(IP5)
-   Cuidadores como porta-voz entre paciente/carregadorZAizt(IP5)
-   Formulário SIE ao lidar com o patientjn (IPS)
-   Relação e nível de conteúdo HOW/WHAT (Watzlawick) (IPS)
-   Axioma da comunicação digital vs. analógica(S)
-   Comunicação em Cuidados (IPS)
-   Abordagem centrada no cliente Axiomas 1-5) (IPS)
-   Gestão de doenças(IPS)
-   Rituais de cuidadores no ambiente oncológico após discurso complexo: (IPS)
-   Auto-cuidado(IPS)
-   Troca com colegas|(I PS)
-   Rituais: Tirar fardas(IPZ)

Figura 10: Conceitos para a codificação axial da categoria *"proximidade/distância"* (representação própria)

Os resultados ordenados e estruturados da codificação aberta decidem sobre a escolha da categoria axial para a qual parece valer a pena uma maior elaboração. Uma lista detalhada da codificação aberta pode ser encontrada no apêndice.

O investigador definiu três sub-categorias *na* categoria anterior 1 *"Proximidade e distância no aconselhamento de enfermagem no âmbito da oncologia"*, que são chamadas *comunicação centrada na pessoa, conteúdo e nível de relacionamento, e rituais, autocuidado e resiliência.*

Conceitos que pagam na subcategoria da *comunicação centrada na pessoa*:

-   Proximidade/Distância/Delimitação
-   Imagens humanas e valores no cenário oncológico
-   Forma SIE ao lidar com o paciente
-   Abordagem centrada no cliente - Axiomas 1-5

Conceitos que pagam ao *nível do conteúdo da* subcategoria *e da relação*:

-   Formação vocacional em cuidados de saúde
-   Privacidade e intimidade através de circunstâncias espaciais
-   Estratégias de cópia
-   Enfermeiros como porta-voz entre doentes/cuidadores/dotores
-   Relação e nível de conteúdo HOW/WHAT (Watzlawick)
-   Comunicação Axiom digital vs analógica
-   Gestão de doenças no cancro

Conceitos que pagam na subcategoria de *rituais, autocuidado e resiliência*:

-   Higiene mental

- Auto-cuidado e resiliência dos prestadores de cuidados no contexto oncológico
- Estratégias de cópia dos prestadores de cuidados
- Comunicação em atendimento
- No final da conversa, apertar a mão, dar um sopro - ritual de libertação.
- Resumir as conversas com os colegas de equipa
- Intercâmbio com colegas
- Ritual - Remoção de fardas

Após esta classificação cuidadosa dos conceitos para a categoria 1 *"proximidade e distância no aconselhamento de enfermagem no contexto oncológico"* na subcategoria *comunicação centrada na pessoa*, o investigador chega à conclusão de que os enfermeiros usam a palavra VOCÊ na sua forma de endereço quando lidam com os pacientes e os seus familiares, porque os ajuda a manter uma relação adequada entre proximidade e distância e a demarcação associada na conversa de aconselhamento de enfermagem:

"O formulário SIE,....mesmo que alguém me diga que você, especialmente os pacientes oncológicos que vêm repetidamente,...você cria sempre distância para si próprio (IP6: 253)".

As imagens de humanidade e valores das enfermeiras no contexto oncológico, bem como a sua própria abordagem da doença e da saúde, determinam se elas se afastam ou estão próximas dos pacientes:

".que são da sua idade,...têm interesses semelhantes e ainda estão totalmente na vida,.então é mais difícil (IP6: 255-269)".

No *nível do conteúdo da* subcategoria *e da relação,* torna-se evidente que uma relação com os pacientes só pode ser estabelecida se a privacidade e a intimidade forem possíveis graças às condições espaciais:

".uma das dificuldades que vejo é quando se tem de o fazer agora num quarto de quatro camas (IP2:10-15)".

O factor decisivo na comunicação entre prestadores de cuidados e pacientes é COMO e O QUE é dito, para que se estabeleça uma relação de confiança:

"Permitir emoções, apoiar isso, dar tempo,...deixo-o afundar e ficar em silêncio durante alguns segundos (IP4: 57-63)".

Nos *rituais de* subcategoria, *autocuidado e resiliência,* o intercâmbio de colegas de equipa antes e depois de uma consulta de enfermagem é importante. A reflexão subsequente na equipa ajuda o pessoal a lidar com situações difíceis na discussão seguinte. Os rituais são utilizados após consultas de enfermagem stressantes:

"... que posso deixar isso para trás quando sair de casa, assim que tirar a minha roupa de trabalho (IP7: 143-145)".

Isto resulta no seguinte pressuposto para o investigador na categoria 1 *Proximidade e distância na consulta de enfermagem no contexto oncológico*: Quanto mais jovens forem os pacientes a serem tratados na consulta de enfermagem no contexto oncológico, mais difícil é para os enfermeiros distanciarem-se.

- **Categoria 2: Estrutura e processo de uma consulta de enfermagem no âmbito da oncologia**

Qual é o processo de uma consulta de enfermagem num ambiente oncológico? De que ajuda necessitam os enfermeiros para realizar uma consulta profissional de enfermagem? Que condições de enquadramento são necessárias?

Na categoria anterior 2 *"Estrutura e processo de uma sessão de aconselhamento de enfermagem no contexto oncológico"*, foram definidas três subcategorias, que são referidas como as *condições de enquadramento de uma* sessão de *aconselhamento de enfermagem,* o *processo de aconselhamento* e as *abordagens de aconselhamento.* Uma lista detalhada dos conceitos pode ser encontrada no apêndice.

Conceitos que pagam as *condições de enquadramento da* subcategoria de *aconselhamento de enfermagem*:

- Serviços psicossociais, psico-oncologia
- Privacidade e intimidade através de circunstâncias espaciais
- Trabalho em rede no aconselhamento por prestadores de cuidados

Conceitos que pagam para a subcategoria do *processo de orientação*:

- Preparação da conversa
- Definir o conteúdo: Terapia, efeitos secundários, ciclo, perguntas abertas resultam em procedimentos diferentes
- Construção de relações
- Documentação no aconselhamento de enfermagem

Os conceitos que se enquadram na subcategoria de *abordagens de orientação*:

- Processo de orientação integrativa: nomeação/experiência/reflexão/ensaios

Após uma cuidadosa triagem, o investigador encontrou na categoria anterior 2 *"Estrutura e processo de uma sessão de aconselhamento de enfermagem no contexto oncológico"* na subcategoria *condições-quadro* que a cooperação multiprofissional com serviços psicossociais, mas também uma rede de parceiros de contacto, pertencem às estruturas necessárias de uma sessão de aconselhamento de enfermagem. A fim de assegurar um processo ininterrupto de uma sessão de aconselhamento de enfermagem, é necessário um ambiente de criação de privacidade e confidencialidade numa sala adequada na enfermaria.

"...e também ter a paz, ok o sino pode estar a tocar agora, isso não é tão trágico...ou espaço, porque quanto menos interrupções, mais fluentemente a conversa corre (IP5: 268-274)".

O *processo de consulta de* subcategoria mostra que a preparação das consultas de enfermagem leva muito tempo para os enfermeiros e que existe uma falta de salas em que a preparação sem obstáculos pode ter lugar. A preparação depende ainda de os enfermeiros já terem podido estar presentes na consulta médica. Isto porque a informação importante sobre o tratamento e o curso da doença já é útil para as enfermeiras na consulta posterior, e assim apoia a relação entre os participantes. O conteúdo principal de uma consulta de enfermagem está relacionado com o processo e efeitos secundários da quimioterapia, bem como com questões que os pacientes e os seus familiares já pesquisaram na Internet e trazem consigo:

".especialmente em tempos de Internet, as pessoas são muito esclarecidas, parcialmente desinformadas e a desinformação tem de ser eliminada do caminho.formas modernas de terapia ainda não podem ser distinguidas por leigos (IP6: 47-58)".

Além disso, os enfermeiros declaram que a documentação incompleta das consultas de enfermagem torna mais difícil o prosseguimento de uma conversa. Isto porque nem sempre é possível incluir todo o conteúdo na primeira consulta.

Nas *abordagens de aconselhamento de* sub-categoria, pode-se ver que os enfermeiros comparam a entrevista de aconselhamento de enfermagem com a entrevista de esclarecimento médico, na medida em que se concentram principalmente nos pontos focais médicos do aconselhamento.

Isto leva ao seguinte pressuposto para o investigador na categoria 2 *Estrutura e processo na entrevista de aconselhamento de enfermagem no contexto oncológico*: Quanto mais informação os enfermeiros recebem antes de uma entrevista de aconselhamento de enfermagem, mais precisamente o processo da doença e o plano de tratamento são discutidos e quanto mais privacidade pode ser mantida durante uma entrevista de aconselhamento, mais confiantes e competentes os enfermeiros se sentem no aconselhamento de enfermagem.

- **Categoria 3: O papel e a atitude dos cuidadores e familiares na entrevista de aconselhamento oncológico**

Qual é a relação dos prestadores de cuidados com os pacientes? Qual é a relação entre os prestadores de cuidados e familiares? Que papel desempenha a relação médico-responsável?

Na categoria anterior 3 "*Papel e atitude na entrevista de aconselhamento oncológico*" foram definidas três subcategorias, que foram chamadas "*O papel da enfermeira, o papel dos familiares e a relação médico-enfermeiro*". Uma lista detalhada dos conceitos pode ser encontrada no apêndice.

Conceitos que pagam à subcategoria *O papel dos enfermeiros na entrevista de aconselhamento em oncologia*:

- Audição activa - paráfrase
- Comunicação com pacientes gravemente doentes
- Comunicação verbal, não-verbal e para-verbal
- Comunicação e interacção nos cuidados de saúde
- Empatia, congruência e aceitação (de acordo com Rogers)

Conceitos que prestam atenção ao *papel de* subcategoria *dos familiares no aconselhamento em oncologia:*

- Conflitos na comunicação com familiares
- Envolvimento de familiares
- Relação interpessoal

Conceitos que pagam à subcategoria de *relação médico-enfermeiro*:

- Reflexão das discussões, trabalho de equipa
- Comunicação centrada no paciente
- Qualidade do aconselhamento

Após uma cuidadosa separação, o investigador encontrou na categoria anterior 3 na subcategoria *O papel dos enfermeiros no aconselhamento oncológico* de que o cumprimento e a autodeterminação do paciente dependem da medida em que os enfermeiros trazem genuinidade e aceitação, bem como empatia para com o aconselhamento. A comunicação e a interacção são cruciais para a qualidade do aconselhamento dos enfermeiros. Em conversas e situações difíceis, isto depende das experiências pessoais, experiências e sentimentos dos prestadores de cuidados:

..... A confiança é importante e o que realmente se traz ao paciente inconscientemente todos os dias, tem de se trazer em poucos minutos,... profissional, humano, confiança (IP4: 192-194)".

A base central da enfermeira é o encontro com o doente, que inclui o nível físico e psicossocial. Esta teoria do cuidado corresponde às ideias da filosofia do holismo. Um princípio central do holismo é "*o todo é mais do que a soma das suas partes*" e assim define a unidade de corpo, mente e espírito no cuidado dos pacientes e dos seus familiares.

Na subcategoria O *papel dos familiares no aconselhamento oncológico*, mostra-se que os prestadores de cuidados vêem os familiares como um fardo. A atitude defensiva em relação a eles torna difícil a construção de relações interpessoais. Os conflitos na comunicação com os familiares surgem de uma relação unilateral entre as enfermeiras e os pacientes e, portanto, excluem os familiares.

O que eu acho difícil é quando os pacientes e familiares estão ansiosos, têm muitas perguntas, quando têm uma conversa onde não podem terminar, onde as perguntas continuam a chegar. ...quando os familiares fazem o próprio doente sentir-se inseguro (IP4: 171-174)".

Na subcategoria *médico-enfermeiro-relação*, torna-se evidente que a qualidade da consulta de enfermagem depende da possibilidade de os enfermeiros já estarem presentes durante a consulta explicativa do médico. A cooperação entre enfermagem e médico também determina o conteúdo principal de uma consulta de enfermagem, bem como a relação com os pacientes e os seus familiares, uma vez que uma relação interpessoal já se desenvolve durante a consulta do médico. A importância da consulta de enfermagem aumenta assim se os enfermeiros já puderem estar presentes durante a consulta do médico.

Isto leva ao seguinte pressuposto para o investigador na categoria preliminar 3 *Papel e atitude dos enfermeiros e familiares no aconselhamento de enfermagem no contexto oncológico:* Quanto mais experiência profissional os enfermeiros tiverem no aconselhamento de enfermagem, melhor poderão empatizar e compreender os pacientes e os seus familiares. Quanto menos experiência os enfermeiros têm em aconselhamento de enfermagem, mais dependem da informação de uma entrevista de esclarecimento do médico para que se possa desenvolver uma relação interpessoal com confiança, empatia e aceitação entre os pacientes e os seus familiares.

- **Categoria 4: Conhecimentos prévios em aconselhamento de enfermagem no âmbito da oncologia**

Que conhecimentos e experiência prévia têm os enfermeiros no aconselhamento de enfermagem? Na categoria anterior 4 *"Conhecimentos prévios em aconselhamento de enfermagem no âmbito da oncologia"*, foram definidas duas subcategorias, que são referidas como *base legal* e *qualidade do aconselhamento*. Uma lista detalhada dos conceitos pode ser encontrada no apêndice.

Conceitos que pagam para a subcategoria das *fundações legais*:

- Melhoria do conhecimento

- Educação, formação e educação contínua em cuidados oncológicos
- Especialização para aconselhamento profissional em cuidados de saúde
- Formação de conselheiros em cuidados, base legal
- Carta do paciente e base legal
- Competências Centrais de Enfermagem/Área de Competência Multiprofissional (§64 GukG)

Conceitos que pagam na subcategoria da *qualidade de orientação*:

- Experiência profissional
- Linguagem inteligível na comunicação do paciente
- Apoio dos superiores hierárquicos
- Conhecimentos e experiências anteriores
- Défices de aconselhamento
- Competências profissionais
- Internet
- Coerência: compreensibilidade, capacidade de gestão, significância são objectivos do aconselhamento
- Competências
- Conhecimento prévio em comunicação

Após uma cuidadosa triagem, o investigador encontra na categoria anterior 4 "*Conhecimentos prévios*" que na subcategoria *Fundamentos jurídicos*, a formação contínua em enfermagem oncológica (de acordo com §64 GukG) não aumenta significativamente os conhecimentos especializados para o aconselhamento profissional de enfermagem. Também a existência de conhecimentos teóricos da formação para o serviço superior de cuidados de saúde e enfermagem só é útil na prática após experiência pessoal:

..... Portanto, na escola nunca se pode realmente colocar na situação em que realmente se encontra,...só vem realmente quando se faz por conta própria (IP7: 176-178)".

Os enfermeiros assumem que os conhecimentos médicos sobre o plano de tratamento e o curso da doença irão melhorar a sua competência em matéria de aconselhamento e, por conseguinte, a qualidade do aconselhamento.

Na subcategoria *qualidade do aconselhamento,* é demonstrado que os membros mais jovens do pessoal têm mais défices de aconselhamento e que a qualidade do aconselhamento depende assim da experiência profissional e dos conhecimentos prévios dos enfermeiros:

Sim, quando as perguntas continuam a vir em pormenor, isso desafia-me, quando não se tem realmente oportunidade de falar sobre as coisas, continuamos a ser interrompidos e a fazer perguntas muito críticas (IP7: 60-62)".

Os objectivos do aconselhamento de enfermagem, que incluem a compreensibilidade, a capacidade de gestão e o significado, dependem das competências nucleares de enfermagem dos enfermeiros, que assim definem a qualidade do aconselhamento.

Além disso, o conhecimento da Internet dos pacientes e dos seus familiares influencia a qualidade do aconselhamento prestado pelos enfermeiros. Os desafios são que as questões e incertezas podem ser discutidas com os pacientes e os seus familiares numa linguagem compreensível.

...um paciente mais velho que não é agora um tipo de Internet,....naturalmente precisa de uma explicação diferente de alguém que tenha pesquisado muito no Google e já se tenha informado muito bem com antecedência,....que é perceptível que as pessoas estão muito bem informadas (IP6: 99-105)".

Isto leva ao seguinte pressuposto para o investigador na categoria preliminar 4 *Conhecimentos prévios no aconselhamento de enfermagem no contexto oncológico*: Quanto menos competências comunicativas estiverem disponíveis no aconselhamento de enfermagem, maior o medo dos enfermeiros de não serem capazes de responder a questões imprevistas, e mais apoio os enfermeiros necessitam dos seus superiores para melhorar os seus défices de aconselhamento sob a forma de formação e educação contínua.

O passo seguinte descreve o processo de "relacionar" na codificação axial.

Um dos aspectos centrais da codificação axial é também o "relacionar" de categorias. Aqui, as passagens de texto são mais codificadas e novos códigos são formulados ou são utilizados códigos existentes, de modo a que as relações entre as categorias axiais e outros códigos possam ser determinadas. As passagens individuais são interpretadas "axialmente", mas também várias passagens são comparadas e interpretadas. Este procedimento é semelhante à codificação aberta, mas o passo decisivo na codificação axial é o de estabelecer relações entre as categorias axiais e os conceitos relacionados com elas nos aspectos formais e de conteúdo. As relações na codificação axial referem-se a relações temporais e espaciais da categoria axial, as relações causa-efeito também contam. Para além das relações de meios, as relações argumentativas e motivacionais são importantes na elaboração axial. Na codificação axial, as hipóteses são testadas com base em novo material de dados, de modo a que finalmente conduza a uma verificação da plausibilidade.

Estas hipóteses representam uma resposta preliminar a uma pergunta sobre os conceitos, sobre o fenómeno e sobre a relação dos diferentes fenómenos entre si. Estas ligações das relações e das categorias formam assim uma secção da teoria ancorada no objecto (cf. Strauss/Corbin, 1998: 44).

- **Hipótese Categoria 1: Proximidade e distância**

Quanto mais jovens forem os pacientes a serem tratados na consulta de enfermagem no contexto oncológico, mais difícil é para os enfermeiros distinguirem-se.

- **Hipótese Categoria 2: Procedimento e estrutura**

Quanto mais informação os enfermeiros receberem antes de uma consulta de enfermagem, mais precisamente o curso da doença e o plano de tratamento planeado são discutidos e quanto mais privacidade puder ser mantida durante uma consulta, mais confiantes e competentes os enfermeiros se sentem na consulta de enfermagem.

- **Hipótese Categoria 3: Papel e atitude dos cuidadores e parentes e relação médico-enfermeiro**

Quanto mais experiência profissional os enfermeiros tiverem no aconselhamento de enfermagem, melhor poderão empatizar e compreender os pacientes e as suas famílias. Quanto menos experiência os enfermeiros têm em aconselhamento de enfermagem, mais necessitam de informação de uma conversa exploratória de um médico para estabelecer uma relação interpessoal com confiança, empatia e aceitação entre os pacientes e os seus familiares.

- **Hipótese Categoria 4: Conhecimento prévio**

Quanto menos capacidades de comunicação estiverem disponíveis no aconselhamento de enfermagem, maior é o medo de os enfermeiros não serem capazes de responder a perguntas imprevistas, e mais apoio os enfermeiros necessitam dos seus superiores para melhorar os seus défices de aconselhamento sob a forma de educação e formação.

Strauss e Corbin desenvolveram um paradigma de codificação para a elaboração. Com a ajuda desta pesquisa heurística, as categorias são criadas de acordo com as condições, a interacção

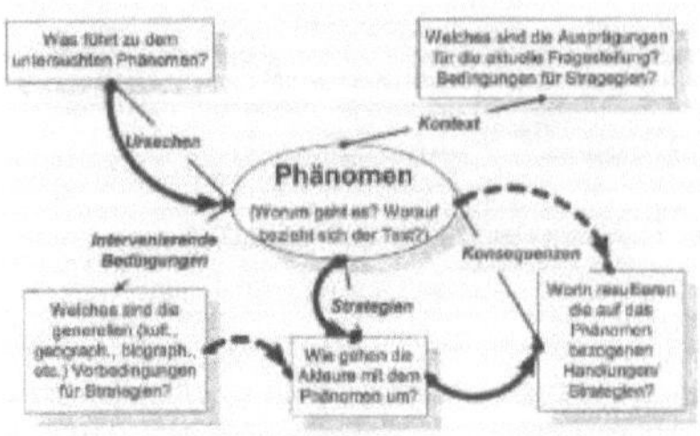

Abbildungll: Paradigma da codificação (Strubing, 2008: 28)

No centro da codificação axial está o *fenómeno*. Cada fenómeno tem uma *causa*. As pessoas que actuam no campo da investigação lidam com o fenómeno de uma certa forma. A isto chama-se uma *estratégia*. Uma estratégia implementada tem consequentemente *consequências,* tais como eventos e acontecimentos. Strauss e Corbin relacionam o *contexto* com o fenómeno. As *condições intervenientes* são chamadas condições estruturais que influenciam as acções e interacções (cf. Strauss/Corbin, 1998: 75f).

O objectivo da codificação axial é o de elaborar as categorias que são necessárias para a construção da teoria. Além disso, são trabalhadas as relações entre as categorias axiais e as suas subcategorias individuais. Uma ligação entre as principais categorias leva a outros resultados na apresentação (cf. Flick, 2007: 393).

3.5.3.3 Codificação selectiva

As categorias de eixos encontradas são novamente classificadas até surgir uma categoria central. Isto é então brevemente descrito juntamente com as suas relações, que é referido em inglês como a história. A teoria é então formulada e reexaminada com base nos dados (cf. Flick 2007: 396).

Para a investigadora, uma codificação axial aprofundada é suficiente para responder à questão específica da investigação, pois foi assim que ela chegou a um paradigma de codificação conclusivo, descrito na apresentação dos resultados (cf. capítulo 4). A "codificação selectiva" é portanto - no âmbito da "apresentação de resultados" - apenas sugerida ou são colocadas outras questões para as quais a codificação selectiva seria apropriada, a fim de poder responder a estas novas e futuras questões de investigação.

3.6 Bons critérios de investigação qualitativa

Os critérios centrais que se relacionam com a investigação social qualitativa incluem a documentação do processo de investigação. Nesta pesquisa, o investigador registou todas as etapas do processo, e extractos das mesmas são apresentados neste trabalho sob a forma de listas e tabelas. Para a interpretação, o investigador já tinha tido um animado intercâmbio com os membros do pessoal do serviço de nível superior de cuidados de saúde e enfermagem antes do início da investigação, e delineou-o com a ajuda de um mapa mental (ver figura: 5). Isto foi feito para que os critérios de interpretação em grupos pudessem ser cumpridos em certa medida. Foi utilizado um procedimento codificado. O investigador desta tese decidiu uma abordagem de investigação qualitativa devido à questão da investigação, a fim de obter uma visão dos tópicos no contexto de uma entrevista de aconselhamento de enfermagem do pessoal do serviço superior de cuidados de saúde e enfermagem no contexto oncológico. A fim de desenvolver uma teoria relacionada com objectos neste trabalho de investigação, é utilizada uma teoria fundamentada no âmbito da investigação qualitativa. As etapas da investigação incluem métodos codificados e provas textuais, bem como a utilização de indução analítica, previsões inferíveis e testáveis, e validação comunicativa. As limitações da investigação são indicadas na Limitação (ver Capítulo 6: Perspectivas e Limitações). O tema de investigação deste estudo é considerado relevante pelo investigador. Isto é demonstrado pelo facto de já haver um grande interesse nas entrevistas do pessoal do serviço superior de cuidados de saúde e enfermagem no contexto oncológico, e com o tema de investigação é descrito em pormenor que as competências de aconselhamento de enfermagem são de importância essencial no contexto oncológico. A subjectividade reflexiva foi estabelecida através da auto-observação pelo investigador durante o

entrevistas. Como trabalham directamente com os inquiridos no campo da investigação, existe uma relação familiar e aberta entre eles (cf. Steinke, 2000; citado em Breuer et.al., 2009: 109-110).

4 Apresentação dos resultados

Na secção seguinte, são apresentados os resultados preliminares da codificação axial. Para a investigadora, uma codificação axial mais aprofundada é suficiente para responder à questão específica da investigação, pois permitiu-lhe chegar a um paradigma de codificação conclusivo. Na primeira secção, são apresentadas as quatro categorias inquiridas *"proximidade e distância"*, *"estrutura e estrutura"*, *"papel e atitude da relação enfermeiro/responsável de enfermagem/máquina médica/enfermeira"*, e *"conhecimento prévio"* na entrevista de aconselhamento de enfermagem num contexto oncológico. Na segunda secção, os resultados da questão da investigação são apresentados de acordo com o paradigma de codificação da metodologia da teoria fundamentada (cf. Figura 10).

4.1 Resultados da codificação axial

As ligações e diferenças entre as (sub)categorias individuais foram elaboradas no processo de codificação axial. Para uma melhor compreensão dos resultados da investigação, o investigador dá exemplos e citações do material de dados das entrevistas realizadas.

A seguinte representação gráfica fornece uma visão geral das quatro categorias formadas com as respectivas subcategorias:

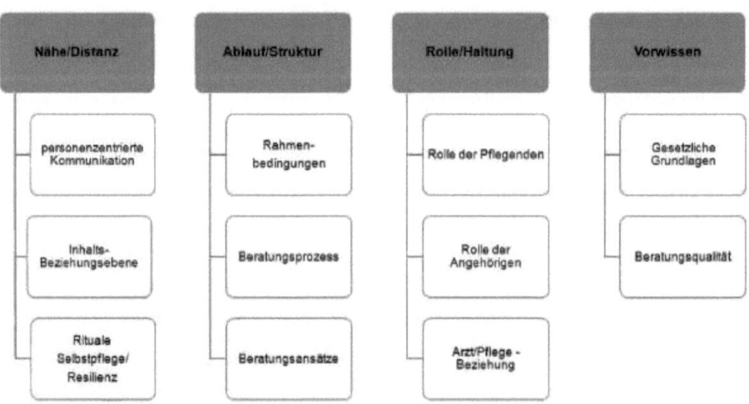

Quadro 2: Formação de categorias axiais (representação própria)

4.1.1 Categoria 1 - Fechar e Distância

A categoria de proximidade e distância foi dividida em três subcategorias, que incluem *comunicação centrada no paciente, conteúdo e níveis de relacionamento, bem como rituais, autocuidado e resiliência.*

Com referência à subcategoria *comunicação centrada no paciente,* é evidente que os seis enfermeiros fazem a demarcação e a distância associada na consulta de enfermagem depender da idade dos pacientes. Os pacientes mais jovens ou os pacientes da mesma idade são vistos como stressantes pelos enfermeiros. Uma enfermeira descreve que os filhos dos pacientes representam um fardo adicional porque se identifica com o seu próprio papel de mãe:

"Má situação, paciente jovem, ... a idade é bastante reveladora, o que então já me preocupa, também quando estão envolvidas crianças, ... o que não é tão fácil...(IP5: 227-237). "

No aconselhamento, o foco não é apenas na perícia de enfermagem, mas na compreensão e apreciação dos doentes e dos seus familiares na respectiva situação, de modo a que se possa estabelecer uma relação profissional. A atitude básica no aconselhamento inclui apreciação positiva, autenticidade e aceitação incondicional na abordagem centrada no cliente, de acordo com Carl Rogers. Isto significa que os pacientes são reconhecidos como pessoas com valores próprios e que a sua individualidade é respeitada. O pensamento interior e o sentimento das enfermeiras no aconselhamento são o pré-requisito para uma congruência empática e de apreciação entre enfermeiras e pacientes (cf. Elzer/Sciborski, 2007: 84f).

No *nível do conteúdo da* subcategoria *e da relação,* é evidente que os enfermeiros mais jovens descrevem mais receios sobre questões existenciais na conversa. É também evidente que os enfermeiros mais jovens assumem que as suas competências médicas profissionais são decisivas na conversa, para que possam transmitir segurança e confiança:

..... o que eu gostava era de dar confiança ao paciente, ...que sou competente no que estou a fazer e que eles podem sentir-se confiantes no que lhes estou a dar (IP6: 99-105)".

O cientista da comunicação Paul Watzlawick baseia a sua teoria da comunicação em cinco axiomas, que afirmam que a comunicação tem sempre um efeito sobre o comportamento dos pacientes e dos conselheiros nos cuidados de saúde. A comunicação está dividida num aspecto de conteúdo (O QUE) e num aspecto de relação (COMO). O aspecto do conteúdo predominantemente verbal compreende informação factual, em contraste com o aspecto da relação verbal e não verbal, que especifica como esta informação deve ser compreendida pelo receptor e como a pessoa que envia define a relação entre ele próprio e a pessoa que recebe. Isto significa que se os interlocutores tiverem uma relação estável, podem ser permitidas opiniões diferentes sem que a relação sofra ou se desfaça. O pré-requisito é uma interacção positiva e de apreciação (cf. Watzlawick, 2016: 16).

Por outro lado, enfermeiros com muitos anos de experiência profissional consideram que o espaço disponível e a privacidade necessária na conversa são necessários para a construção de relações:

"O que é importante para mim é quando há um pouco de privacidade,....(IP2:10)".

Para além de exigir competências através de educação, formação e aperfeiçoamento profissional específicos, bem como através da prática profissional reflectida, devem também ser apoiadas as condições de trabalho necessárias para dar forma a um processo de orientação.

Nos *rituais de* subcategoria, *autocuidado e resiliência,* cinco em cada seis enfermeiros utilizam rituais após sessões de aconselhamento de enfermagem stressantes:

"... e o que para mim é o verdadeiro deixar ir depois - o chuveiro, como se eu estivesse a lavar a roupa em casa (IP4: 216)".

Todos os seis enfermeiros utilizam o intercâmbio com os seus colegas de equipa antes e depois de uma consulta de enfermagem:

"...se eu ficar preso, posso pedir à minha equipa........ que arranje alguém e isso dá-me uma boa confiança mesmo que uma situação não seja tão fácil (IP2: 193-202)".
Rituais após conversas stressantes apoiam e desafiam a resiliência dos prestadores de cuidados no ambiente oncológico.

4.1.2 Categoria 2 - Procedimento e estrutura

A categoria de *processo e estrutura* no aconselhamento de enfermagem está dividida em três subcategorias, que são definidas como *condições-quadro, processo de aconselhamento* e *abordagens de aconselhamento.*

Na subcategoria das *condições de enquadramento*, os seis inquiridos queixaram-se que os quartos partilhados quase não permitem ou não permitem de todo a privacidade e intimidade nas consultas de enfermagem.

..... tem simplesmente uma forma de se retirar com os familiares e pacientes (IP7: 163-165)".
Além disso, verifica-se que apenas uma enfermeira indica que planeia a consulta de enfermagem com os pacientes e os seus familiares e marca uma consulta conjunta com antecedência.

O termo "orientação" é uma forma de comunicação familiar utilizada na vida quotidiana, que deve ser distinguida da orientação profissional. Nestmann define orientação como o apoio profissional que tenta descobrir, desafiar e manter relações e redes sociais, organizações e instituições, bem como ambientes construídos e naturais num processo conjunto de orientação, planeamento, tomada de decisões e acção (cf. Nestmann, 1997: 33-34).

No *processo de aconselhamento de* subcategoria, é evidente que os enfermeiros mais jovens investem mais tempo na preparação de uma sessão de aconselhamento de enfermagem, uma vez que fazem depender as suas próprias competências profissionais da confiança dos pacientes e da sua aparência de serem suficientemente competentes:

A preparação é importante para mim, que simplesmente tenho a sensação de segurança e simplesmente também competência, que posso esclarecer o doente (IP 4: 16-18)".

Em contraste, enfermeiros com vários anos de experiência profissional concebem as suas sessões de aconselhamento de forma intuitiva:

"Quando as pessoas dizem, sim, eu já sei isto e aquilo, só estou interessado nisto,...responder apenas ao que realmente pedem.... ou quando reparam que estão sobrecarregados,...que eu reparo que nada mais passa (IP2: 144-154)".

Quatro em cada seis enfermeiros declaram que os pontos-chave que prepararam devem ser preenchidos na consulta de enfermagem para que tenham um sentimento positivo no final de uma conversa. Para os seis enfermeiros, as estruturas e conteúdos essenciais para uma consulta de enfermagem dependem da doença cancerígena do paciente, da terapia e dos efeitos secundários que irão ocorrer durante o curso da doença. Os seis enfermeiros concentram-se na sua preparação nos aspectos médicos do aconselhamento. Embora dois dos enfermeiros tenham concluído a formação adicional em enfermagem oncológica de acordo com o § 64, não são feitos preparativos sobre como uma consulta deve ser iniciada ou terminada, e o que acontece se um paciente interrompe a consulta.

Em princípio, o aconselhamento é orientado para o processo. Isto significa que os enfermeiros no ambiente oncológico são capazes de responder directamente a dificuldades comuns. No entanto, qualquer conversa profissional no ambiente oncológico requer planeamento de factores externos e internos (cf. Baumer, 2008: 343).

Cinco em cada seis enfermeiros não estão envolvidos na consulta médica com os doentes, familiares e o médico responsável.

A área multiprofissional de competência no § 16 (3) do serviço superior de cuidados de saúde e enfermagem inclui perícia de enfermagem em rede interprofissional, transferência de informação e gestão de conhecimentos, bem como a coordenação do processo de tratamento e cuidados, incluindo a garantia da continuidade do tratamento (GuKG, versão de 25.05.2019).

A falta e a documentação incompleta das conversações de aconselhamento de enfermagem é citada por três enfermeiros como uma complicação do aconselhamento recorrente.

Os prestadores de cuidados muitas vezes não percebem a actividade de aconselhamento como uma tarefa contínua. Como resultado, as actividades de aconselhamento não estão documentadas e, portanto, não são consideradas actividades de cuidados profissionais (cf. Huper/Hellige, 2007: 102).

Nas *abordagens de aconselhamento de* subcategoria, é evidente que todos os seis enfermeiros utilizam o termo "conversa de esclarecimento" para a conversa de aconselhamento de enfermagem no âmbito da oncologia.

Os enfermeiros associam o aconselhamento à comunicação de informação e conteúdo factual, mas no contexto da enfermagem, o aconselhamento é também descrito como um processo de relacionamento entre enfermeiros, pacientes e seus familiares (cf. Hummel-Gatz/Doll, 2007: n.d.).

4.1.3 Categoria 3 - Papel e atitude

A categoria de *papel e atitude* do cuidador/relativo e da relação médico/enfermeiro foi dividida em três subcategorias, que foram definidas *como papel e atitude do cuidador/relativo, papel e atitude* do *parente* e da *relação médico/enfermeiro*.

Na subcategoria *papel e atitude dos enfermeiros* na discussão do aconselhamento oncológico, é demonstrado que o cumprimento e a autodeterminação dos pacientes dependem da medida em que os enfermeiros podem trazer autenticidade e aceitação, bem como empatia para com o aconselhamento:

..... o que eu gostava era de dar confiança ao paciente, ...que sou competente no que estou a fazer e que eles podem sentir-se confiantes no que lhes estou a dar (IP 6: 99-105)".

Isto, por sua vez, depende das experiências pessoais, experiências e sentimentos do cuidador. A atitude básica do aconselhamento segundo Karl Rogers é caracterizada por um calor empático, não possessivo, simpatia e aceitação. É assim que Newman descreve o papel do cuidador como um conselheiro de vida. Esta forma de aconselhamento envolve mais do que informar, orientar e dar conselhos. O conceito de aconselhamento nas teorias de Neumann e Newman inclui competências de aconselhamento psicossocial, ou seja, actividades que não pertencem às competências específicas da enfermagem (cf. Schaeffer et al. 1997: 251; citado em Koch-Straube, 2008: 27f).

Os enfermeiros mais jovens consideram importante que todos os pontos relevantes sejam incluídos na consulta de enfermagem, e ficam instáveis assim que são interrompidos por perguntas inesperadas dos pacientes e dos seus familiares. Quatro cuidadores consideram importante reconhecer as necessidades na consulta de enfermagem:

"...As mulheres jovens têm necessidades diferentes dos homens talvez mais velhos, é bastante individual...(IP5:41)".

A fim de explorar a importância da comunicação e da relação entre os pacientes, os seus familiares e os prestadores de cuidados, é importante olhar para os princípios das teorias de enfermagem. Numa teoria de enfermagem baseada nas necessidades, os enfermeiros apoiam os pacientes com o objectivo de recuperar a independência e realizar as actividades da vida diária. Isto leva a considerar a auto-realização, auto-responsabilidade e autonomia como o resultado dos cuidados, não tendo em conta o potencial pessoal do paciente (cf. Abdallah, Henderson, zin. In Koch-Straube, 2008: 21f).

Na subcategoria *papel e atitude dos familiares*, quatro em cada seis cuidadores afirmam que percebem os familiares como um fardo durante uma sessão de aconselhamento. Uma cuidadora afirma que gostaria, portanto, de ter mais tempo na rotina diária de cuidados para conhecer os familiares:

"Se levar realmente o seu tempo, recebe declarações ou informações onde muitas vezes não soube durante muito tempo ou onde de repente faz sentido que actuem desta forma (IP4: 115-121).

Os conflitos na comunicação com os familiares surgem de uma relação unilateral entre as enfermeiras e os pacientes, e assim excluem os familiares. A atitude defensiva dos prestadores de cuidados em relação aos familiares dificulta a construção de relações interpessoais.

Numa teoria de cuidados orientada para os resultados, o foco não é a criação de uma relação entre parceiros iguais. Isto significa que as perspectivas diferenciadas, a autonomia e a obstinação dos pacientes e dos seus familiares não recebem qualquer reconhecimento. No entanto, para um conceito de aconselhamento é necessário que a individualidade e as visões subjectivas dos pacientes e familiares sejam incluídas (cf. Koch-Straube, 2008: 24).

Na subcategoria *médico-enfermeiro-relação*, torna-se evidente que a qualidade da consulta de enfermagem depende da possibilidade de os enfermeiros já estarem presentes durante a conversa explicativa do médico. A cooperação entre enfermagem e médico também determina o conteúdo principal de uma consulta de enfermagem e a relação com os pacientes e seus familiares, uma vez que uma relação interpessoal já se desenvolve durante a consulta do médico. A importância da sua consulta de enfermagem aumenta assim para os enfermeiros se estes já puderem estar presentes durante a consulta médica.

Idealmente, um membro do pessoal sénior de saúde e de enfermagem deveria também estar presente numa consulta médica. Ao fazer um diagnóstico, a honestidade e a confiança entre o médico e a pessoa em questão é um pré-requisito para reduzir os medos. Devem ser evitadas falsas esperanças nesta discussão para que os doentes e os seus familiares possam tomar uma decisão realista para o futuro (cf. Langkafel/Lucke, 2008: 42f).

4.1.4 Conhecimento prévio

Na categoria 4 *Conhecimentos prévios* em aconselhamento de enfermagem, foram definidas duas subcategorias, que são referidas como *Base Legal* e *Qualidade de Aconselhamento.*

Na *base jurídica da* subcategoria, quatro em cada seis enfermeiros completaram uma formação adicional de acordo com o §64 GuKG.

"tivemos um dia.... situações baseadas num estudo de caso, jogo de papéis, em situações oncológicas, onde cada paciente, médico estava, tinha de transmitir o diagnóstico (IP7: 176)".

No entanto, todos os seis enfermeiros assumem que os conhecimentos médicos sobre o plano de tratamento e o curso da doença melhoram as suas competências em matéria de aconselhamento, e portanto a qualidade do aconselhamento, e não as suas competências comunicativas.

Na subcategoria *qualidade do aconselhamento,* é demonstrado que os membros mais jovens do pessoal têm mais défices de aconselhamento e que a qualidade do aconselhamento depende assim da experiência profissional e dos conhecimentos prévios dos enfermeiros:

"Sim, quando as perguntas continuam a vir em pormenor,...que me desafiam, quando não se tem realmente oportunidade de falar sobre as coisas, continua-se a ser interrompido e a fazer perguntas muito críticas (IP7: 60-62)".

A comunicação humana é influenciada, em termos de conteúdo e forma, pelas características psicológicas das pessoas envolvidas. Friedemann Schulz von Thun descreve oito estilos de comunicação diferentes que se correlacionam com traços de personalidade específicos. Estes estilos de comunicação mostram possíveis perturbações de comunicação, pois revelam sequências típicas de dinâmicas de relacionamento que podem resultar num curso de conversação perturbado (cf. Elzer/Sciborski, 2007: 156).

Além disso, ter conhecimentos teóricos de línguas difíceis só é útil na prática após experiência pessoal:

"Por isso, na escola nunca se pode realmente colocar na situação de como é realmente na ala depois. Só vem realmente quando o faz você mesmo (IP7: 177-178).

Os objectivos do aconselhamento de enfermagem, que incluem a compreensibilidade, a capacidade de gestão e o significado, dependem das competências nucleares de enfermagem dos enfermeiros e definem assim a qualidade do aconselhamento.

Uma enfermeira afirma que o conhecimento existente na Internet sobre os pacientes e os seus familiares exerce uma grande pressão de expectativa na consulta de enfermagem:

"Isso também pode levar na direcção errada, criar medos, especialmente experiências. É apenas o que se obtém depois, quanto menos positivo na Internet, isso é o perigoso, tem de se apontar imediatamente às pessoas (IP6: 102-115)".

Os desafios para três enfermeiros consistem em poder discutir questões e incertezas que surgem numa linguagem compreensível com os pacientes e os seus familiares. Quatro em cada seis enfermeiros assumem que a sua perícia reside na capacidade de responder a todas as perguntas, uma vez que isto transmite confiança e segurança.

Gores escreve que os enfermeiros devem ser capazes de adquirir e aplicar competências comunicativas, interpretativas, estratégicas e de resolução de problemas para além das competências de acção (cf. Elzer/Sciborski, 2007:103).

No aconselhamento centrado no cliente, Rogers define a escuta activa e a paráfrase como uma forma técnica de intervenção na condução da conversa. A repetição dos pensamentos e sentimentos mais importantes por parte dos conselheiros é definida como paráfrase ou espelhamento das próprias actuações. O discurso dos conselheiros sobre comportamentos não verbais, bem como a colocação de questões em caso de ambiguidades, completam a conversa guiada. O silêncio e as pausas são também componentes importantes de uma conversa de aconselhamento (cf. Elzer/Sciborkski, 2007: 86-87).

4.2 Apresentação dos resultados - Paradigma da codificação

Para responder à questão da investigação, o investigador utiliza o paradigma da codificação (cf. capítulo 3.5.3.2 Codificação Axial). O foco é a consulta de enfermagem no ambiente oncológico de um hospital de cuidados primários em Vorarlberg. Nesta secção, o investigador descreve as condições iniciais de uma entrevista de aconselhamento de enfermagem, o contexto da entrevista de aconselhamento no contexto oncológico, bem como as estratégias de acção utilizadas pelos enfermeiros e as consequências resultantes.

4.2.1 Fenómeno - A entrevista de aconselhamento de enfermagem no contexto oncológico

A interacção e a comunicação são uma parte central do aconselhamento. No aconselhamento especializado, os enfermeiros especializados fornecem os seus conhecimentos e experiência. Este aconselhamento especializado tem lugar no contexto oncológico entre os pacientes, os seus familiares e o pessoal do serviço superior de cuidados de saúde e enfermagem no âmbito de uma discussão de aconselhamento de enfermagem.

O processo de aconselhamento é muitas vezes dinâmico, porque as fases individuais se sobrepõem, mas também se fundem ou se repetem. Engel descreve o processo de aconselhamento como um método orientado para objectivos de análise, planeamento, implementação e revisão, que é realizado em conjunto com o paciente sob a forma de um diálogo, semelhante ao processo de enfermagem (cf. Engel, 2006: 49).

Neste processo de aconselhamento, o enfermeiro vê-se a si próprio como um apoiante e desafiador de um desenvolvimento pendente durante o processo da doença. Os enfermeiros são frequentemente as primeiras pessoas de contacto para doentes após o diagnóstico de cancro. Desenvolve-se uma relação estreita entre enfermeiras e pacientes, mas também com os seus familiares. Estas reacções de *não querer admitir, apenas compreender em parte* ou não *ouvir a maioria* ou *esquecer imediatamente* levam a mal-entendidos na comunicação entre os afectados, médicos e enfermeiros (cf. Weyland, 2013: 51).

O investigador deste estudo abordou, portanto, a seguinte questão:

Como é que os membros do pessoal do serviço superior de cuidados de saúde e enfermagem experimentam a entrevista de aconselhamento de enfermagem com pacientes e seus familiares no ambiente oncológico de um hospital de cuidados primários em Vorarlberg?

Para a investigadora, uma codificação axial aprofundada é suficiente para responder à questão específica da investigação, uma vez que lhe permitiu chegar a um paradigma de codificação conclusivo. A "codificação selectiva" é, portanto, apenas sugerida ou são colocadas outras questões para as quais a codificação selectiva seria apropriada, a fim de poder responder a estas novas e futuras questões de investigação.

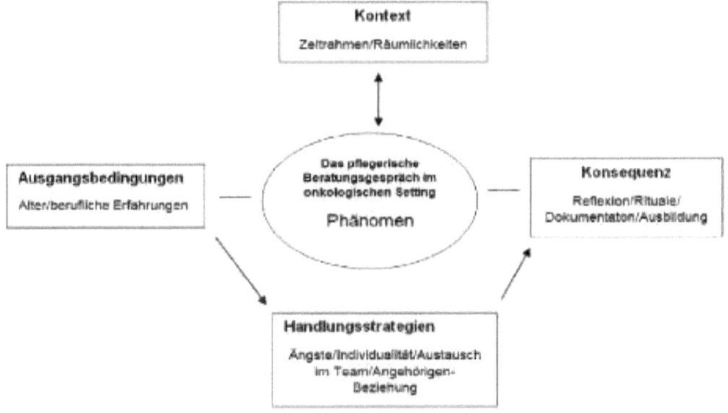

Figura 12: Paradigma de codificação (representação própria)

4.2.2 As condições iniciais

Em princípio, o aconselhamento é orientado para o processo. Isto significa que os enfermeiros são capazes de responder directamente às dificuldades que são comuns entre os pacientes. No entanto, qualquer conversa profissional no contexto oncológico requer o planeamento de factores externos e internos para o processo de comunicação (cf. Baumer, 2008: 343).

As condições de base para uma consulta de enfermagem no contexto oncológico neste estudo revelaram que os enfermeiros fazem as seguintes distinções:

- **A idade dos pacientes**

Os enfermeiros distinguem entre pacientes mais novos e mais velhos. Isto porque assumem que os pacientes mais jovens farão perguntas cada vez mais detalhadas durante a entrevista. Também porque os enfermeiros se reconhecem mais em doentes da mesma idade ou mais novos. É também reconhecível que enfermeiras experientes se identificam mais fortemente com os pacientes que ainda têm filhos pequenos como familiares e que, por isso, são menos capazes de se distinguir.

O pensamento e o sentimento interior dos prestadores de cuidados é, portanto, o pré-requisito para uma congruência empática e de apreciação entre prestadores de cuidados e pacientes (cf. Elzer/Sciborski, 2007: 84f).

- **Experiência profissional no tratamento de doentes oncológicos**

Além disso, pode-se ver que os enfermeiros mais jovens e inexperientes investem mais tempo na preparação de uma sessão de aconselhamento de enfermagem, uma vez que partem do princípio de que parecem dignos de confiança e competentes devido aos seus conhecimentos médicos. Os enfermeiros assumem que os conhecimentos médicos sobre o plano de tratamento e o curso da doença melhoram as suas competências em matéria de aconselhamento e, por conseguinte, a qualidade do aconselhamento. Por outro lado, o pessoal profissionalmente experiente do serviço superior de cuidados de saúde e enfermagem quase não necessita de tempo para a preparação de uma entrevista de aconselhamento de enfermagem. Concebem os seus conteúdos e temas principais individualmente e adaptam-nos à respectiva situação, perguntando aos pacientes e aos seus familiares sobre os seus conhecimentos anteriores.

A fim de poderem oferecer aconselhamento, os enfermeiros devem expandir as suas competências profissionais. Os pré-requisitos para um aconselhamento bem sucedido em enfermagem são o conhecimento dos fundamentos teóricos do aconselhamento e a competência metodológica para que o processo de aconselhamento possa ser concebido de uma forma sistemática e orientada para objectivos. Mas também a capacidade de perceber os pacientes e os seus familiares individualmente e a vontade de se desenvolver mais e de se utilizar para compreender situações são componentes de competências no aconselhamento (cf. Koch-Straube, 2008: 182).

4.2.3 O contexto

Para que o aconselhamento de enfermagem seja realizado num ambiente oncológico, as condições de enquadramento e o acordo entre os participantes são o pré-requisito para o desenvolvimento de uma relação de ajuda. O cenário influencia a qualidade e os limites de uma conversa (cf. Elzer/Sciborski, 2007: 123).

Dos dados recolhidos no inquérito, emergiram os seguintes resultados para o pessoal do serviço superior de cuidados de saúde e enfermagem:

- **Calendário de preparação e implementação**

Quanto tempo dura uma entrevista de aconselhamento de enfermagem e que conteúdos e temas principais são abordados é decidido pelos membros do pessoal, já lidando com ela durante a preparação. Para a preparação de uma entrevista de aconselhamento de enfermagem, os membros do pessoal do serviço superior de cuidados de saúde e enfermagem com pouca ou quase nenhuma experiência profissional precisam de mais tempo. Se for uma primeira consulta com pacientes e seus familiares, as enfermeiras preparam-se em pormenor com conteúdo principalmente médico e precisam de cerca de 30-45 minutos. Isto também mostra que os membros do pessoal do serviço superior de cuidados de saúde e enfermagem fazem depender o tempo para uma consulta de enfermagem da existência de outros colegas suficientes no seu turno, para que as actividades diárias de enfermagem não sejam negligenciadas. Além disso, a inclusão na consulta médica é decisiva para o pessoal do serviço de saúde e de enfermagem sénior durante a duração de uma consulta de enfermagem. No caso de conversas recorrentes, depende de os pacientes estarem prontos para mais informações e de já ter sido estabelecida antecipadamente uma relação confidencial e empática.

- **Espaço para a preparação e implementação**

A falta de oportunidades para preparar o conteúdo e os pacientes para uma consulta de enfermagem numa sala adequada, em paz e sossego, é também citada. Devido à presença de colegas e visitantes nas salas com várias camas, e dos colegas que entram e saem, não é possível implementar uma esfera privada de confiança e protegida para uma consulta de enfermagem. Isto, por sua vez, dificulta a construção de uma relação empática e genuína entre os participantes.

4.2.4 As estratégias de acção

As estratégias de acção dos membros do pessoal do serviço superior de cuidados de saúde e de enfermagem no aconselhamento de enfermagem no contexto oncológico produziram os seguintes resultados no estudo

- **Medos dos prestadores de cuidados na entrevista de aconselhamento de enfermagem**

Os medos levantam-se quando se fala de temas existenciais como a dor, o sofrimento e a morte. Outras inseguranças dos membros do pessoal do serviço superior de saúde e cuidados de enfermagem são desencadeadas por questões decorrentes do conhecimento da Internet por parte dos pacientes e dos seus familiares. Também se levantam receios quando se exige aos familiares que interrompam a consulta de enfermagem com perguntas adicionais.

Rogers descreve no seu conceito centrado no cliente que a apreciação positiva, autenticidade e aceitação incondicional são as variáveis básicas do aconselhamento. A atitude básica é caracterizada por calor empático, não possessivo, simpatia e aceitação (cf. Elzer/Sciborski, 2007: 84f).

- **Individualidade do cuidador na entrevista de aconselhamento de enfermagem**

Isto, por sua vez, leva a uma situação em que uma preparação excessiva por parte das enfermeiras de uma sessão de aconselhamento dá a impressão de que se trata de uma palestra. Nestas situações, os enfermeiros mais jovens procuram contacto com colegas experientes para que possam rever em conjunto a discussão antes de esta começar e abordar quaisquer questões não planeadas. Isto dá aos enfermeiros uma certa segurança de antemão. Funcionários experientes concebem as suas sessões de aconselhamento individualmente, não só respondendo a perguntas, mas também adaptando-se à respectiva situação e reconhecendo o que os pacientes precisam neste momento:

"Desenvolve-se sempre um pouco diferente, há alguns onde é suficiente.... Uma longa conversa é quase demasiado (IP2: 139-142)".

- **Intercâmbio na equipa após uma entrevista de aconselhamento de enfermagem**

Após o final de uma sessão de aconselhamento difícil, há uma troca de impressões mais intensa entre os colegas de equipa, na qual a situação de aconselhamento pode ser repetida e reflectida. Este tipo de reflexão ajuda o pessoal a não exercer demasiada pressão sobre si próprio com as suas próprias elevadas expectativas. As expectativas nas consultas de enfermagem baseiam-se principalmente no pressuposto de que os conteúdos preparados e os principais tópicos devem ser todos abordados na consulta para que possam ter um sentimento positivo no final da discussão.

A comunicação é uma troca circular sem um início ou fim claro. A causa e o efeito residem na interpretação dos parceiros de comunicação. Watzlawick assume que temos a nossa própria realidade e que a consideramos verdadeira, e que esta realidade subjectiva determina as nossas acções. Isto pode levar a diferentes entendimentos ou mal-entendidos na relação de comunicação (cf. Watzlawick, 2016: 20).

- **Relação relativa numa entrevista de aconselhamento de enfermagem**

Os membros do pessoal do serviço superior de cuidados de saúde e enfermagem consideram a presença de familiares durante a consulta de enfermagem como desagradável e stressante. Perguntas inesperadas e interrupções por parentes durante a conversa perturbam e irritam os enfermeiros. Isto, por sua vez, leva-os a ficarem apegados aos pacientes e, assim, a excluir os familiares. Esta relação unilateral conduz a conflitos na comunicação. A comunicação e interacção é decisiva para a qualidade do aconselhamento prestado pelo pessoal do serviço sénior de saúde e enfermagem.

A teoria da personalidade de Roger faz com que forças de auto-cura e de auto-realização sejam libertadas entre enfermeiras, pacientes e os seus familiares. Em relação a uma conversa no contexto oncológico, é portanto particularmente importante que os enfermeiros criem um clima de respeito, autenticidade e compreensão para que estas forças de auto-realização sejam activadas e apoiem positivamente o curso da doença dos doentes e dos seus familiares. Para um conceito de aconselhamento de enfermagem no contexto oncológico, é portanto necessário que a individualidade e perspectivas subjectivas dos pacientes e dos seus familiares sejam incluídas (cf. Koch-Straube, 2008:24).

4.2.5 As consequências

As consequências na entrevista de aconselhamento de enfermagem do pessoal do serviço superior de cuidados de saúde e enfermagem mostram os seguintes resultados:

- **Reflexão e rituais**

Todos os seis enfermeiros utilizam o intercâmbio com colegas de equipa antes e depois de uma consulta de enfermagem. Reflectir sobre o conteúdo após uma discussão ajuda a assegurar que os membros do pessoal não se coloquem sob demasiada pressão com as suas próprias elevadas expectativas. Mostra também que cinco em cada seis enfermeiras utilizam rituais para se aliviarem após discussões stressantes, tais como respirar fundo ou apertar as mãos, mas também o duche diário após o serviço ajuda a soltar-se. A Rituals apoia e desafia a resiliência dos enfermeiros no âmbito da oncologia.

- **Documentação**

A falta e a documentação incompleta das conversações de aconselhamento de enfermagem é citada por três enfermeiros como uma complicação do aconselhamento recorrente.

Os prestadores de cuidados muitas vezes não percebem a actividade de aconselhamento como uma tarefa contínua. Como resultado, as actividades de aconselhamento não estão documentadas e, portanto, não são consideradas como actividades de cuidados profissionais (cf. Huper/Hellige, 2007: 102).

- **Educação, formação e aperfeiçoamento profissional**

Embora dois dos enfermeiros tenham concluído uma formação adicional em enfermagem oncológica de acordo com o § 64, não são feitos preparativos sobre como uma conversa deve começar, ser montada ou terminar, ou o que acontece se um paciente interrompe a conversa. Além disso, cinco em cada seis enfermeiros declaram que lhes foi ensinada comunicação por um máximo de um dia durante a sua formação e que apenas adquiriram as suas competências na prática.

O aconselhamento e comunicação em matéria de saúde para enfermeiros é regulamentado na Lei Federal sobre Saúde e Profissões de Enfermagem na Áustria. As competências nucleares da enfermagem nos § 14 (1) e (2) incluem, para além da actividade autónoma de enfermagem, conversas e comunicação orientadas por teoria e conceito. Além disso, a área multiprofissional de competência no § 16 (3) do serviço superior de cuidados de saúde e enfermagem inclui perícia de enfermagem em aconselhamento de saúde. Os cuidados paliativos e hospitalares no § 22b também incluem aconselhamento e/ou formação dos pacientes e dos seus familiares para lidar com os sintomas e planeamento antecipado para identificar desejos e necessidades para a última fase da vida (GuKG, versão de 25.05.2019).

5 Resumo e currículo

A perspectiva dos enfermeiros, a sua realidade e a sua experiência durante uma entrevista de aconselhamento de enfermagem com pacientes e seus familiares no contexto oncológico estão no primeiro plano deste trabalho de investigação. As experiências pessoais dos membros do pessoal são experiências subjectivas a partir das quais se obtêm conhecimentos para a entrevista de aconselhamento de enfermagem no contexto oncológico. Do ponto de vista da investigadora, a teoria fundamentada é adequada para responder à sua pergunta de investigação, uma vez que se trata do processo de experimentar uma entrevista de aconselhamento de enfermagem no contexto oncológico e as suas dificuldades. Foram realizadas seis entrevistas com membros do pessoal do serviço sénior de cuidados de saúde e enfermagem no contexto oncológico. O estudo teve lugar no campo da investigação directa de um departamento de oncologia num hospital de cuidados primários em Vorarlberg. Um procedimento aberto e um guia de entrevista narrativa para recolha de dados descrevem o procedimento indutivo e teórico-desenvolvimentista deste trabalho de investigação. A selecção das pessoas a testar para este estudo foi realizada de forma a acompanhar o processo. O investigador assumiu que cada caso do campo de estudo contribuiria de alguma forma para a teoria relacionada com o assunto. Ela certificou-se de que as entrevistas eram transcritas e analisadas em tempo útil. Desta forma, os conceitos resultantes para as entrevistas posteriores foram testados quanto à sua validade. Isto está de acordo com a teoria teorizante ancorada na teoria fundamentada. As notas de campo do investigador e as observações dos sujeitos foram incluídas no edifício teórico. O objectivo deste estudo é experimentar, identificar e compreender os temas básicos que surgem no contexto de uma entrevista de aconselhamento de enfermagem num contexto oncológico, bem como as dificuldades, obstáculos e o inesperado no contexto de uma entrevista de aconselhamento.

Com base na pergunta de investigação "Como é que os membros do pessoal do serviço superior de cuidados de saúde e enfermagem experimentam a consulta de enfermagem com pacientes e seus familiares no ambiente oncológico de um hospital de cuidados primários em Vorarlberg?

Paradigma da codificação (cf. capítulo 4.2 Apresentação dos Paradigma da codificação) resultados).

O aconselhamento é uma parte integrante dos cuidados, o que contribui para o bem-estar e a recuperação. As conversas diárias orientadas para a ajuda nos cuidados profissionais não devem ser confundidas com aconselhamento, uma vez que este é realizado de uma forma orientada para os objectivos e metodicamente profissional. O aconselhamento diário tem frequentemente lugar acidentalmente nos cuidados diários e é realizado de forma intuitiva pelos prestadores de cuidados. Apesar de tudo isto, o aconselhamento ainda está associado à informação, instrução e formação. A interacção e a comunicação são uma parte central do aconselhamento. No aconselhamento especializado, os enfermeiros especializados fornecem os seus conhecimentos e experiência. Isto tem lugar no contexto oncológico entre os pacientes, os seus familiares e o pessoal do serviço superior de cuidados de saúde e enfermagem no âmbito de uma sessão de aconselhamento de enfermagem num hospital de cuidados primários em Vorarlberg. Neste processo de aconselhamento, o enfermeiro vê-se a si próprio como um apoiante e suplicante de um desenvolvimento pendente durante o processo da doença. O processo de aconselhamento é muitas vezes dinâmico, porque as fases individuais se sobrepõem, mas também se fundem ou se repetem. Isto significa que os prestadores de cuidados estão em posição de responder directamente às dificuldades encontradas pelo paciente.

As condições iniciais para poder oferecer aconselhamento incluem a capacidade de perceber os pacientes e os seus familiares individualmente. A vontade de se desenvolver e de se utilizar para compreender situações é outra competência no aconselhamento. Os resultados do investigador mostram que as enfermeiras distinguem entre pacientes mais novos e mais velhos. Isto porque assumem que os pacientes mais jovens fazem perguntas cada vez mais detalhadas na conversa, mas também porque as enfermeiras se identificam mais fortemente com pacientes da mesma idade ou mais novos. Além disso, verifica-se que enfermeiros menos experientes investem mais tempo na preparação de uma entrevista de enfermagem, porque assumem que o seu conhecimento profissional do plano de tratamento e do curso da doença melhora as suas competências em matéria de aconselhamento e, por conseguinte, a qualidade do aconselhamento. Isto significa que os pré-requisitos para um aconselhamento bem sucedido em enfermagem devem incluir o conhecimento de princípios teóricos e competência metodológica para que o processo de aconselhamento possa ser concebido de uma forma sistemática e orientada para objectivos.

Para que o aconselhamento de enfermagem seja realizado num ambiente oncológico, as condições de enquadramento e o acordo entre os participantes são o pré-requisito para o desenvolvimento de uma relação de ajuda. O cenário influencia a qualidade e os limites de uma conversa. As condições institucionais de enquadramento restringem as actividades de aconselhamento dos prestadores de cuidados. O pré-requisito para o aconselhamento é, entre outras coisas, tempo suficiente para nos conhecermos melhor e abertura. Nos cuidados diários, há falta de tempo, mas também falta o espaço certo. Os quartos com várias camas tornam difícil estabelecer um contacto inicial de confiança com os pacientes. As condições de trabalho necessárias para moldar um processo de aconselhamento devem ser apoiadas pelos superiores hierárquicos. O prazo para a preparação e implementação de uma entrevista de aconselhamento de enfermagem neste estudo depende de vários factores. Os membros do pessoal do serviço superior de cuidados de saúde e enfermagem distinguem se se trata de uma primeira consulta extensa e se existem outros colegas de serviço em número suficiente, e se já puderam estar presentes na consulta de esclarecimento do médico. O conteúdo e os principais tópicos são também decisivos para a duração de uma consulta de enfermagem no contexto oncológico. Além disso, pode-se ver que os enfermeiros com pouca ou nenhuma experiência profissional investem mais tempo na preparação de uma consulta de enfermagem. Além disso, os enfermeiros queixam-se da falta de salas para a preparação de uma entrevista de aconselhamento de enfermagem na qual é possível preparar a entrevista em paz e sossego.

A atitude básica do aconselhamento caracteriza-se por um calor empático, não possessivo, simpatia e aceitação. As estratégias de acção dos membros do pessoal do serviço superior na entrevista de aconselhamento de enfermagem mostraram que os enfermeiros superam os medos, preparam-se individualmente para a entrevista de aconselhamento de enfermagem e têm um intercâmbio animado na equipa antes e depois de uma entrevista. Os receios surgem quando a discussão trata de temas existenciais como a dor, o sofrimento e a morte. Outras inseguranças surgem na discussão devido a questões não preparadas pelos pacientes e seus familiares, que são colocadas por pesquisas incompletas e parcialmente erradas na Internet. A preparação individual para uma entrevista de aconselhamento de enfermagem difere na medida em que os colegas mais jovens preferem o contacto e o intercâmbio com colegas experientes antes de uma entrevista, para que possam preparar em conjunto a entrevista planeada antes de esta começar. Isto dá-lhes uma certa segurança e reforça as suas competências. Em contraste com isto, verifica-se que membros experientes do pessoal do serviço superior de cuidados de saúde e enfermagem fazem as suas conversas depender da adaptação à respectiva situação e do reconhecimento daquilo de que os pacientes necessitam neste momento. Após o final de uma difícil sessão de aconselhamento de enfermagem, há uma troca de impressões mais intensa entre os colegas de equipa, repetindo e reflectindo sobre a situação e o conteúdo da discussão. A presença de familiares durante a sessão de aconselhamento de enfermagem é também vista pelos enfermeiros como desagradável e stressante. Isto porque as suas perguntas e interrupções inesperadas durante a conversa perturbam e irritam os prestadores de cuidados. Isto, por sua vez, leva a que os prestadores de cuidados se apeguem ao doente, excluindo assim os familiares. Os conflitos na comunicação com os familiares surgem de uma relação unilateral entre as enfermeiras e os pacientes, o que exclui os familiares. A comunicação e interacção é portanto decisiva para a qualidade do aconselhamento prestado pelo pessoal do serviço superior de cuidados de saúde e enfermagem. Para um conceito de aconselhamento de enfermagem no contexto oncológico, é portanto necessário incluir a individualidade e as perspectivas subjectivas dos pacientes e dos seus familiares.

As consequências dos membros do pessoal do serviço superior para os cuidados de saúde e enfermagem no aconselhamento de enfermagem mostraram que os enfermeiros reflectem verbalmente o conteúdo com os seus colegas antes e depois de uma conversa difícil, mas que a conversa não está suficientemente documentada ou não está de todo documentada por escrito. Os enfermeiros muitas vezes não percebem a actividade de aconselhamento como uma tarefa contínua. Como resultado, o aconselhamento não está documentado e, portanto, não é visto como uma actividade profissional de enfermagem. Como apoio útil após difíceis sessões de aconselhamento de enfermagem, os enfermeiros utilizam rituais, tais como respiração profunda ou apertar as mãos. A Rituals apoia e desafia a resiliência dos enfermeiros no âmbito da oncologia. Além disso, verifica-se que os enfermeiros quase não receberam qualquer conhecimento teórico em comunicação e aconselhamento de enfermagem durante a sua formação. Isto conduz ao facto de apenas adquirirem as suas competências na prática. O aconselhamento e comunicação em matéria de saúde para enfermeiros é regulamentado pela Lei Federal para a Saúde e Profissões de Enfermagem na Áustria. As competências nucleares da enfermagem incluem, entre outras, a entrevista e a comunicação guiada por teorias e conceitos. Além disso, a área multi-profissional de competência inclui perícia de enfermagem em aconselhamento de saúde. Isto tem como consequência que a educação, a formação e o aperfeiçoamento profissional, bem como a prática profissional reflectida, são necessários para que os enfermeiros possam cumprir a sua função de aconselhamento.

Os resultados deste estudo mostram que a comunicação sob a forma de aconselhamento é realizada com um elevado nível de profissionalismo por enfermeiros, mas estes não têm consciência do seu trabalho interactivo. O aconselhamento de enfermagem no âmbito da oncologia é influenciado pela atitude e compreensão dos enfermeiros. Isto leva o investigador a concluir que o profissionalismo específico do trabalho interactivo deve ser exigido, pelo que a educação e formação contínua no sector da enfermagem deve ser expandida. Os resultados serão transmitidos à direcção de enfermagem para que possam ser iniciadas medidas apropriadas.

6 Perspectivas e Limitação

O desenvolvimento de uma teoria fundamentada é um empreendimento muito demorado que requer um elevado grau de auto-estruturação por parte do investigador, apesar das orientações metodológicas dadas. Neste estudo, o investigador tentou apresentar os resultados de uma forma transparente e compreensível através de uma descrição detalhada da codificação aberta e axial, das citações de seis entrevistas e com a ajuda de um paradigma de codificação. A codificação axial da perspectiva do investigador foi, portanto, suficiente para responder à questão da investigação. Os resultados são determinados pela interpretação do pesquisador e contêm percepções e eventos do ambiente profissional dos participantes da entrevista. Como gerente de ala e investigadora na sua própria área profissional, a autora deve assumir que o pessoal sénior reteve informação, mas também idealizou as suas experiências. Todos os participantes da entrevista falaram muito abertamente sobre as suas experiências na entrevista, mas um participante da entrevista parou a conversa após alguns minutos, a seu pedido. Devido ao prazo limitado, o investigador realizou as entrevistas sozinho. Expandir a amostra para incluir uma assistente social clínica neste estudo teria sido outro aspecto excitante. Isto porque tinha revelado diferenças interessantes entre o aconselhamento clínico profissional e o aconselhamento de enfermagem no âmbito da oncologia. O envolvimento de doentes e familiares também teria sido outra perspectiva no aconselhamento de enfermagem. Uma observação silenciosa por parte do investigador durante uma sessão de aconselhamento de enfermagem tinha levado a resultados adicionais.

Em ligação com os resultados centrais acima mencionados, tornou-se evidente para o autor que nem todos os aspectos foram examinados com profundidade suficiente. Entre outras coisas, surgiu o fenómeno dos *"rituais antes e depois de uma conversa stressante"*. Isto parece ter uma grande relevância para o autocuidado e higiene mental dos cuidadores, porque várias declarações de entrevista revelaram que eles utilizam rituais diferentes durante conversas stressantes. Foram mencionados tremores de mão, mudança de uniformes, duche após o serviço, mas também foi relatada uma troca intensiva com colegas de equipa. Por conseguinte, são de grande interesse novos estudos sobre o uso de rituais antes e depois das conversas stressantes dos enfermeiros. A questão para uma investigação mais aprofundada é portanto: Qual é o significado dos rituais nos cuidados?

Outras descobertas para o investigador foram que características como o receio em lidar com questões existenciais e a insegurança em relação às suas competências profissionais foram especialmente expressas pelos enfermeiros mais jovens no âmbito da oncologia na consulta de enfermagem. Como resultado, cada vez menos jovens enfermeiros queriam trabalhar num departamento de oncologia. Isto levanta outra questão interessante para o futuro: Quais são os desenvolvimentos no futuro da enfermagem e que medidas são necessárias para os enfermeiros decidirem trabalhar no ambiente oncológico?

É também evidente que os muitos anos de experiência profissional de enfermeiros no ambiente oncológico é uma característica decisiva para a qualidade do aconselhamento de enfermagem neste estudo. Isto, por sua vez, mostra que os membros mais velhos do pessoal têm uma grande experiência que pode ser transmitida aos colegas mais novos. A partir disto, pode concluir-se que deve ser atribuído um valor especial aos empregados de longa duração. Como resultado, surge outra questão para o autor: Como é que pessoal mais velho e experiente pode transmitir a sua experiência e conhecimentos no âmbito da oncologia?

Outro fenómeno que o investigador identifica no estudo é a falta de comunicação e cooperação entre enfermeiros e médicos, que pode levar a mal-entendidos e conflitos entre as profissões. A falta de cooperação entre médicos e enfermeiros levanta outra questão: Como pode a cooperação interdisciplinar ter sucesso no contexto oncológico?

Uma conclusão final deste estudo é que os enfermeiros são cada vez mais confrontados com os novos meios de comunicação no aconselhamento. Isto significa que os pacientes e os seus familiares já chegam a uma sessão de aconselhamento com um certo conhecimento prévio, o que cria novos desafios para os enfermeiros, uma vez que existe uma inundação de informação na Internet que não pode ser gerida. Neste contexto, surge uma última questão para o autor: Que possibilidades oferecem os novos meios de comunicação social no aconselhamento aos prestadores de cuidados? Quais são as vantagens e desvantagens do aconselhamento online?

BIBLIOGRAFIA

BACHMANN-METTLER, Irene (2007): O futuro papel dos enfermeiros em oncologia. Der Onkologe 4: 356.

BAUMER, R. (2008). Aconselhamento e comunicação. In: Baumer, R. & Maiwald, A. (2008). Cuidados oncológicos. Stuttgart: Thieme, pp. 341 - 343.

BAUER, Nina, BLASIUS, Jorg (eds.) (2018): Handbuch Methoden der empirischen Sozialforschung. 2ª edição totalmente revista. Springer VS © Springer Fachmedien Wiesbaden GmbH, parte da Springer Nature 2014,2019.

BGBl. 108/1997 conforme alterado: Bundesgesetz uber Gesundheits- und Krankenpflegeberufe (Gesundheits- und Krankenpflegegesetz - GuKG). Online na WWW na URL:
https://www.ris.bka.gv.at/GeltendeFassung.wxe?Abfrage=Bundesnormen&Gesetzes number=10011026 [Acedido a 25 de Maio de 2019]

BOEHM, Andreas (1994): Grounded Theory - How Models and Theories are Made from Texts (Teoria Fundamentada - Como os Modelos e Teorias são Feitos a partir de Textos). Em A. Boehm, A.Mengel, & T. Muhr (Eds.), Understanding Texts: Conceitos, métodos, ferramentas (pp. 121-140). Konstanz: UVK Univ.-Verl. Konstanz. Online na WWW na URL:
https://nbn-resolving.org/urn:nbn:de:0168-ssoar-14429 [Acedido a 25 de Maio de 2019]

BREUER, Franz, DIERIS, Barbara, LETTAU, Antje (2009): Teoria de Base Reflexiva. Uma introdução à prática da investigação. VS Publishing House para Ciências Sociais. GWV Fachverlage GmbH, Wiesbaden.

BREUER, Franz (2010): Teoria de Base Reflexiva. Uma introdução à prática da investigação. 2ª edição, VS: Wiesbaden.

MINISTÉRIO FEDERAL do Trabalho, Assuntos Sociais, Saúde e Defesa do Consumidor (2019): Patientencharta und Rechtsgrundlagen. Online na WWW em URL: https://www.gesundheit.gv.at/gesundheitsleistungen/patientenrechte/inhalt [Acedido a 23 de Maio de 2019].

CARSON, David, GILMORE Audrey, PERRY, Chad, GRONHAUG, Kjell (2001): Pesquisa Qualitativa de Marketing. Londres; Thousand Oaks; Nova Deli: Sage Publications.

CHARMAZ, Kathy (2006): Construção de uma Teoria Fundamentada. Um Guia Prático Através de Análise Qualitativa. Londres; Thousand Oaks; Nova Deli: Sage Publications.

CORBIN, Juliet, STRAUSS, Anselm (2003): "Grounded Theory Research: Procedures, Canons, and Evaluative Criteria". Em Entrevista: Volume IV, Nigel

Fielding (ed.), Londres; Thousand Oaks; New Delhi: Sage Publications.

DEH-HINDENBERG, Andrea (2007): As necessidades dos doentes em terapia da fala. A qualidade da comunicação determina a avaliação da terapia. Fórum Logopadie, 4: 26-33.

EKERT, Barbel, EKERT, Christiane (2010): Psicologia na Enfermagem. 2ª edição revista. Georg Thieme Verlag KG. Stuttgart.

ENGEL, Roswitha (2006): Aconselhamento sanitário em enfermagem. Importação de conceitos e currículo de formação integrada. Facultas, Viena.

ENGEL, Frank; SICKENDIECK, Ursel (2005): Orientação - um campo de acção independente com novos desafios. In: Pflege & Gesellschaft, 10° volume, No. 4, 2005:163-171.

ELZER, Matthias, SCIBORSKI, Claudia (2007): Competências comunicativas em enfermagem. Teoria e prática da interacção verbal e não-verbal. 1ª edição. Verlag Hans Huber, Hogrefe AG, Berna.

EZZY, Douglas (2002): Análise Qualitativa. Prática e Inovação. Londres: Routledge.

FLICK, Uwe (2007): Investigação Social Qualitativa: Uma Introdução. 2ª ed. da nova edição completamente revista e ampliada. Reinbek: Rowohlt.

FROSE, Sonja (2010): Was Sie uber Beratung wissen sollten. Schlutersche Verlagsgesellschaft mbH & Co. KG. Hanôver.

GuKG - Bundesgesetz uber Gesundheits- und Krankenpflegeberufe (2013): Gesundheits- und Krankenpflegegesetz in der Fassung BGBl. I Nr. 185/2013.
Online na WWW na URL:
https://www.ris.bka.gv.at/GeltendeFassung.wxe?Abfrage=Bundesnormen&Gesetzes number=10011026 [Acesso em:25.05.19]

GITTLER-HEBESTREIT, Norbert (2006):   Aconselhamento de cuidados no Gestão de descargas. Fundamentos-Contenção-Desenvolvimento Schlutersche Verlag, Hanôver.

GLASER, Barney, G., STRAUSS, Anselm (1967): The Discovery of Grounded Theory. Estratégias para a Investigação Qualitativa. Londres: Weidenfeld e Nicolson.

GLASER, Barney, G. (1978): Theoretical Sensitivity. Vale do Moinho, CA.

GUBA, Egon, G., LINCOLN, Yvonna, S. (1985): Inquérito naturalista. Newbury Park: Publicações Sage.

HAUSMANN, Clemens (2014): Psicologia e Comunicação para Profissões de

Enfermagem. Um manual de formação e prática. 3ª edição revista e ampliada, Facultas Viena.

HELFFERICH, Cornelia (2011): A qualidade dos dados qualitativos. Manual für die Durchführung qualitativer Interviews. 4ª edição, VS Verlag fur Sozialwissenschaften, Wiesbaden.

HOLLOWAY, Immy, WHEELER, Stephanie (2010): Investigação Qualitativa em Enfermagem e Cuidados de Saúde. 3ª edição, Wiley-Blackwell, West Sussex.

HUMMEL - GAATZ, Sonja, DOLL, Axel (2006): Unterststützung, Beratung und Anleitung in gesundheits- und pflegerelevanten Fragen fachkundig gewahrleisten, Urban & Fischer, Munchen.

HUPER, Christa; HELLIGE, Barbara (2007): Aconselhamento profissional de cuidados e exigências sanitárias para os doentes crónicos. Estrutura - Noções básicas - Conceitos - Métodos. Mabuse, Frankfurt am Main.

KENNEDY, Sheldon, L. (2005): Comunicação nos cuidados oncológicos. A eficácia dos workshops de formação de competências para prestadores de cuidados de saúde. In: Clinical Journal of Oncology Nursing, 9, 305-312. doi:10.1188/05.CJON.305-312.

KOCH-STRAUBE, Ursula (2008): Aconselhamento em Cuidados. Hans Huber Verlag, Berna.

KOCH-STRAUBE, Ursula (1997): Fremde Welt Pflegeheim. Berna.

KROHWINKEL, Monika (2007): Cuidados com o processo de reabilitação usando o exemplo
Pacientes com apoplexia. Exigindo cuidado no processo como um sistema. Hans Huber Verlag. 2ª edição, Berna.

KREDDIG, Nina, KARIMI, Zohra (2013): Psicologia para Enfermagem e
Gestão da saúde. Psicologia para a prática profissional. Wiesbaden: Springer Fachmedien.

LAMNEK, Siegfried; KRELL, Claudia (2016): Investigação Social Qualitativa. Livro-texto.
6ª edição revista. Beltz Verlag, Weinheim: Basileia.

LANGKAFEL, Peter, LUDKE, Christian (2008): Últimas más notícias. A quebra de más notícias na medicina. Heidelberg, Munchen, Landsberg, Berlim: Economica Verlag, Verlagsgruppe Huthig Jehle GmbH.

PROGRAMA ORIENTADO Oncológico (Sociedade Alemã contra o Cancro, AWMF): Palliativmedizin für Patienten mit einer nicht heilbaren Krebserkrankung, Langversion

1.1, 2015, AWMF-Registernummer: 128/001OL. Online na WWW na URL: http://leitlinienprogramm-onkologie.de/Palliativmedizin.80.0.html (acesso:05.05.2019).

LUEGER, Manfred (2009): "Grounded Theory", in Qualitative Marktforschung: Konzepte - Methoden- Analyse. Renate Buber e Hartmut H. Holzmuller (eds.), Wiesbaden: Gabler.

MAIWALD, Andrea, WECHT, Daniel (2006): Módulos desejados. Cuidados oncológicos na Alemanha. Pádua 3: 14.

MARGULIES, Anita, KRONER, Thomas, GAISSER, Andrea, BACHMANN-METTLER, Irene (2011): Enfermagem Oncológica. 5ª ed. Springer-Verlag Berlin Heidelberg.

MEY, Gunther, MRUCK, Katja (eds.) (2011): Leitor de Teoria Fundamentada. 2ª edição actualizada e ampliada. © VS Verlag fur Sozialwissenschaften | Springer Fachmedien Wiesbaden GmbH.

MEY, Gunter, MRUCK, Katja (2007): Grounded Theory Methodology - Comentários sobre um estilo de investigação proeminente. S. 11-42 Em Gunter Mey & Katja Mruck (Eds.) *Grounded Theory Reader* Koln: Zentrum fur Historische Sozialforschung.

MUTZECK, Wolfgang (2008): Aconselhamento cooperativo. Noções básicas, métodos, formação, eficácia. 6ª edição. Beltz Verlag, Weinheim, Basileia.

NESTMANN, Frank (1997): Orientação como um requisito de recurso. Em Nestmann F. (ed.): Guidance - Building Blocks for Interdisciplinary Science and Practice. Tubingen.

NESTMANN, Frank (1997): A Big Sister convida-o - Psicologia de Aconselhamento e Aconselhamento. Em Nestmann F. (ed.) op. cit.

OLK, Thomas (1989): Adeus aos Peritos. O trabalho social a caminho de um profissionalismo alternativo. Juventa, Munique.

Osterreichische Krebshilfe (2018): Membros da família e cancro. Brochura da Ajuda Austríaca ao Cancro. Viena.

RADZIEWICZ, Rosanne, BAILE, Walter, F. (2001): Capacidade de comunicação. Dar más notícias no cenário clínico. Fórum de Enfermagem de Oncologia, 28: 951-953.

RIETMANN, Stephan, SAWATZKI, Maik (eds.) (2018): O futuro da orientação. Desde a orientação comportamental até à relação. O trabalho social como produção de bem-estar. Springer Fachmedien Wiesbaden GmbH.

ROGERS, R. Carl (1999): Aconselhamento não-directivo. 9ª ed. Frankfurt am Main.

ROGERS, R. Carl, SCHMID, F. Peter (1991): Centrado na pessoa. Fundamentos da teoria e da prática. Com uma conversa de aconselhamento anotada por Carl R. Rogers. Matthias-Grunewald-Verlag Mainz.

ROGERS, R. Carl (1972): Client-Centered Therapy. Houghton Mifflin Com., Boston 1942: Die klientenzentrierte Gesprachspsychotherapie, Kindler Verlag. Munchen 1972].

ROHNER, Jessica, SCHUTZ, Astrid (2012): Psicologia da Comunicação. Conhecimentos básicos em psicologia. Springer VS Wiesbaden.

Sozialgesetzbuch (SGB) - Elftes Buch (XI) - Pflegeberatung. Online na WWW em URL: http://www.sozialgesetzbuch-sgb.de[Acedido a 28 de Maio de 2019].

SCHAEFFER, Doris (2008): O primeiro passo para a recuperação. Sobre a diferença entre informação, educação e aconselhamento. In: Pádua, Vol. 3, Número 2, pp. 6-11.

SCHAEFFER, Doris, MOERS, Martin (2008): Estratégias de sobrevivência - um modelo de fase sobre o carácter do comportamento de sobrevivência de doentes crónicos. Em Cuidados e Sociedade. 13 (1): 6-31.

SCHWARZER, C., POSSE, N. (1986): Aconselhamento. Em B. Weidenmann & A. Krapp (Eds.), Padagogische Psychologie: 631- 666. União de Verlags Psychologie

STRAUSS, Anselm (1998): Fundamentos de Investigação Social Qualitativa. Análise de dados e construção de teorias na investigação sociológica empírica. Munique: Verlag da Fink.

STRAUSS, Anselm L. (1987): Qualitative Analysis for Social Scientists. Nova Iorque: Universidade de CambridgePress.

STRAUSS, Anselm; CORBIN, Juliet (1998). Noções básicas de investigação qualitativa: Técnicas e procedimentos para o desenvolvimento de uma teoria fundamentada (2ª ed.). Thousand Oaks, CA, US: Sage Publications, Inc.

STRAUSS, Anselm, CORBIN, Juliet (1996): Teoria Fundamentada: Fundamentos da Investigação Social Qualitativa. 1ª edição 1996. Traduzido do americano por Solveigh Niewiarra e Heiner Legewie. Sindicato dos Editores de Psicologia. Weinheim.

STRAUSS, Anselm; CORBIN, Juliet (1990): Noções básicas de investigação qualitativa: procedimentos e técnicas teóricas fundamentadas. Newbury Park, Califórnia: SAGE

CHUDIN, Verena (1990): Ajudar na conversação. Um guia para os prestadores de cuidados. Recom Verlag. Basileia

WATZLAWICK, Paul (2016): Não se pode não comunicar. O Livro de Leitura. Compilado por Trude Trunk e com um posfácio por Friedemann Schulz von Thun. 2ª edição, inalterada. Hogrefe Verlag. Berna.

ORGANIZAÇÃO MUNDIAL DA SAÚDE/OMS/Europa(1980): Médio Prazo Programa de Enfermagem e Obstetrícia na Europa (1976, 1983). Copenhaga.

WEYLAND, Peter (2013): Psychoonkologie - das Erstgesprach und die weitere Begleitung. Com um prefácio de Joachim Weis. Schattauer GmbH, Stuttgart.

WOLFSTETTER, Lothar (1984): Os ensinamentos de Xenon e o seu significado para a psicagogia. Em: Becker, Helmut et. Al. (Eds.): Michel Foucault, Freiheit und Selbstsorge. Materialis-Verlag, Frankfurt.

Futuro dos Cuidados (2018): FORUM2018^33:181-185 https://doi.org/10.1007/s12312- 018-0415-2 Publicado online:4 Abril2018 ©Springer Medizin Verlag GmbH, parte da Springer Nature 2018.

ANEXO

ANEXO 1

Uma entrevista de orientação narrativa com membros do pessoal do serviço superior de cuidados de saúde e enfermagem no ambiente oncológico de um hospital de cuidados primários em Vorarlberg.

A entrevista de aconselhamento oncológico - um campo de tensão no contexto oncológico, na perspectiva do pessoal do serviço superior de saúde e cuidados de enfermagem

Data/Hora   .2019 de até

Duração da entrevista _______________________

Entrevistador Karola Muther

Interviewee _____________________

Introdução

O meu nome é Karola Muther. Sou o director de um departamento de oncologia de um hospital de cuidados primários em Vorarlberg. O estudo visa mostrar os desafios durante uma entrevista de aconselhamento no contexto oncológico, na perspectiva do pessoal do serviço superior de cuidados de saúde e enfermagem.

O objectivo do meu inquérito é registar a situação actual num hospital de cuidados primários em Vorarlberg, para que possam ser introduzidas medidas de apoio no futuro.

Anexo 2

Declaração de consentimento e declaração de protecção de dados para a recolha e
Processamento de dados de entrevistas pessoais

Entrevistadora/pesquisadora Karola Muther

Data/hora da entrevista

Local da Entrevista

A participação nesta entrevista é voluntária e tem a opção de a cancelar em qualquer altura. Esta entrevista será gravada num gravador e depois anotada pela investigadora Karola Muther. A análise científica dos seus dados será anónima. Todas as passagens de texto que não deseje utilizar serão removidas. Os dados pessoais serão mantidos separados dos dados das entrevistas e não serão acessíveis a terceiros.

Declaro que concordo em participar nesta entrevista de minha livre vontade. Concordo com uma gravação em cassete durante a entrevista e com o processamento de dados anonimizados posteriormente.

Nome e assinatura do(s) entrevistado(s)

Bludenz,

Apêndice 3: Guia narrativo para a entrevista

Pergunta de investigação: Como é que os membros do pessoal do serviço superior de cuidados de saúde e enfermagem experimentam a entrevista de aconselhamento com pacientes e seus familiares no ambiente oncológico do hospital regional Bludenz?

Data:

Idade:

Formação complementar de acordo com § 64: sim/não

Pergunta principal/incentivo ao pagamento:

Por favor, descreva-me como se sente numa sessão de aconselhamento com os seus pacientes oncológicos e os seus familiares. Como experimenta a relação entre familiares e pacientes? Que situações lhe vêm à mente quando fala com os doentes e os seus familiares?

Quadro 1: Instrumento de inquérito - temas orientadores/questão de investigação (representação própria)

Aspectos de conteúdo	Questões de manutenção	Consultas
O papel do cuidador: - Familiar - Associado - Concurso Sentimentos do Portador: - Medo / desconcerto - Distância/Nearness - Confiança/	- O que mais pode descrever quando pensa nas suas conversas e nas respectivas situações? - Há mais alguma coisa do seu ponto de vista? - O que aconteceu a seguir?	- Como é que se prepara para uma entrevista? - Que pensamentos tem antes de uma conversa? - Como doyoustart Conversar? - Como descreve o seu Relação para a Pacientes? - Qual é o seu papel durante uma conversa? - Que situações no Acha a conversa agradável ou desagradável?
- Empatia Auto-cuidado do Portador - Cautela - Aceitação Comunicação - verbal - não-verbal		- Que conteúdos são particularmente desafiantes para si? - Como experimenta os familiares na conversa? - Como é a sua relação com os familiares? - Que apoio pode imaginar para tornar uma conversa positiva do seu ponto de vista? - Como se lida com as emoções por parte de Como se lida com pacientes/amigos? - Como lidar com as suas próprias emoções durante uma conversa? - Como se termina uma conversa? - Qual é o significado de uma conversa deste tipo para si? - Que papel faz a Como se utiliza uma tal conversa ao cuidado dos doentes e familiares? - Como se sente após o fim de um Conversas?

		- Durante a sua formação, foi exposto a tais Palestras preparadas?

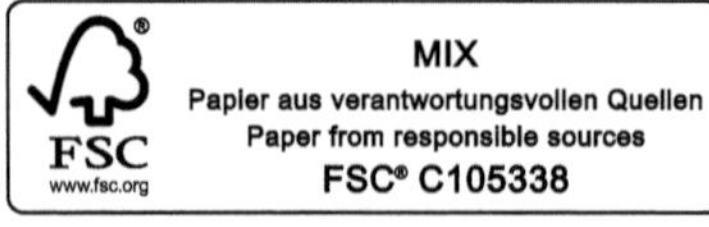

Printed by Books on Demand GmbH, Norderstedt / Germany